WER IST MUSIKALISCH?

GEDANKEN ZUR PSYCHOLOGIE DER TONKUNST

VON

JOHANNES VON KRIES
PROFESSOR DER PHYSIOLOGIE
ZU FREIBURG I. BR.

MIT 2 ABBILDUNGEN
UND 10 NOTENBEISPIELEN

BERLIN
VERLAG VON JULIUS SPRINGER
1926

ISBN-13: 978-3-642-98470-9 e-ISBN-13: 978-3-642-99284-1
DOI: 10.1007/978-3-642-99284-1

MEINER LIEBEN TOCHTER
GERDA
GEWIDMET.

Vorwort.

Die folgenden Blätter enthalten eine Reihe von Gedanken, die sich mir bei einer von frühester Jugend bis auf den heutigen Tag erstreckten Beschäftigung mit Musik aufgedrängt haben, einer Beschäftigung, die zwar keine berufsmäßige gewesen ist, der aber doch in meiner ganzen Lebensführung ein erheblicher Raum gegönnt war. Der Anlaß, solchen Gedanken ernsthafter nachzugehen, war für mich schon dadurch gegeben, daß die der Musik entstammenden Eindrücke zu den höchsten Gemütswerten gehören, die mir das Leben überhaupt gewährt hat. Dazu kam, daß die sich hier bietenden Erwägungen aufs engste mit Fragen der Sinnesphysiologie und der Psychologie zusammenhängen, mit denen mich zu befassen ich durch andere Umstände veranlaßt war. — Die große Zahl derer, die der Musik ein warmes und lebhaftes Interesse entgegenbringen, konnte wohl ermutigen, mit solchen Überlegungen an die Öffentlichkeit zu treten. So wendet sich dies Schriftchen denn auch nicht bloß an den Musiker von Beruf, an den Psychologen von Fach, sondern an jeden Musikfreund, an alle, denen die Tonkunst eine Quelle der Freude, Erquickung und Erhebung geworden ist. Freilich hat sich gewiß sehr vielen von ihnen in Stunden besinnlicher Ruhe gleich mir der Anlaß geboten, über die Beziehungen der Musik zu allen möglichen Seiten unseres Seelenlebens nachzudenken. Und so läßt sich erwarten, daß jeder, der dies Büchlein zur Hand nimmt, der eine hier, der andere dort, manchem begegnen wird, was ihm wohlbekannt ist oder selbstverständlich dünkt. Indessen ist doch die Fülle dessen, was überhaupt der Psychologie der Musik zugerechnet werden kann, so groß, zudem die Methoden und Gesichtspunkte, nach denen solche Gegenstände für die eindringendere Untersuchung in Angriff genommen werden können, so verschiedenartig, daß jeder Versuch dieser Art ein individuelles Gepräge erhalten wird. Vielleicht darf ich daher auch hoffen, daß die meisten meiner Leser hier und da auf Überlegungen stoßen werden, die ihnen beachtenswert genug erscheinen, um eine Prüfung durch eigenes Nachdenken zu verdienen, und daß sie den Anstoß zu einer solchen Prüfung, mag ihr Ergebnis nun Zustimmung oder Widerspruch sein, als eine nicht unwillkommene Anregung betrachten werden. Sollte sich dies bestätigen, so würde ich damit den Zweck dieser Mitteilungen als vollauf erreicht betrachten. Daß eine Behandlung des Gegenstandes, wie sie etwa im Rahmen einer allgemeinen und systematischen Seelenlehre gewünscht werden könnte, nicht beabsichtigt war, versteht sich von selbst. In welcher Weise sich das hier Mitgeteilte doch zu einem mehr oder weniger naturgemäß sich abrundenden Ganzen zusammenschließt, ist in der Einleitung dargelegt.

Freiburg, im April 1926. **Joh. v. Kries.**

Inhaltsverzeichnis.

Einleitung.

Erstes Kapitel.

Intellektuelle Verarbeitung des Gehörten.

Zweites Kapitel.

Die Grundlagen des musikalisch Schönen.

Drittes Kapitel.

Die Erzeugung schönheitsfremder Gefühle durch Musik.

Viertes Kapitel.

Die Umwertung der Musik.

Fünftes Kapitel.

Die Arten der Musikalität.

Sechstes Kapitel.

Zur Psychologie einzelner musikalischer Betätigungen.

Einleitung.

Unter dem Titel: „Wer ist musikalisch?" erschien im Jahre 1895 ein Schriftchen THEODOR BILLROTHS, das eine Fülle feiner Beobachtungen und scharfsinniger Gedanken enthält [1]. Auch hat es wohl nicht nur damals viel Beachtung gefunden, sondern gehört auch gegenwärtig noch zu den hochgeschätzten und vielgelesenen Stücken psychologischer Spezialliteratur. Daß wir von ihm die abschließende Lösung einer fest bestimmten Aufgabe nicht erwarten können, das ist freilich schon durch die Art seiner Entstehung gegeben [2]. Es wurde in der jetzt vorliegenden Form von BILLROTHS Freund EDUARD HANSLICK herausgegeben. Dieser konnte sich dabei auf drei Aufsätze BILLROTHS stützen, die dieser als „fertig" betrachtet und in der Deutschen Rundschau hatte erscheinen lassen. Sie bilden die drei ersten Kapitel des Buches und führen die Überschriften: 1. Über den Rhythmus als ein wesentliches, mit unserem Organismus innig verbundenes Element des Musikalischen. 2. Über die Beziehungen von Tonhöhe, Tonklang und Tonstärke zu unserem Organismus. 3. Die Entwicklung des Musikalischen zur Tonkunst. Die vier letzten Kapitel sind von HANSLICK erst nach BILLROTHS Tode erstmals veröffentlicht und mit den drei ersten vereinigt worden. Sie tragen die Überschriften: 4. In welcher Weise wirkt die Musik auf uns ein? 5. Musik in Verbindung mit anderen Künsten. 6. Die Sinne und die Künste (von BILLROTH als „Skizze" bezeichnet). 7. Wer ist musikalisch? (Skizze.)

[1] „Wer ist musikalisch?" Nachgelassene Schrift von THEODOR BILLROTH, herausgegeben von EDUARD HANSLICK. Berlin, Paetel 1895.

[2] Vgl. darüber die ausführlichen Mitteilungen HANSLICKS in der Vorrede.

Nach den Mitteilungen Hanslicks lagen dafür Manuskripte Billroths vor, die noch nicht vollkommen abgeschlossen waren. Nicht erkennbar ist, ob Billroth mit jenen sieben Kapiteln überhaupt die Arbeit abschließen wollte, oder ob er, wenn eine freundlichere Fügung ihm noch für eine Reihe von Jahren Leben und Arbeitskraft erhalten hätte, noch weitere Untersuchungen den uns jetzt vorliegenden hinzugefügt haben würde.

In den drei Jahrzehnten, die seit Billroths Beschäftigung mit dem Gegenstand verstrichen sind, haben Psychologie und Sinnesphysiologie so große Wandlungen erfahren, daß eine erneute Bearbeitung wohl angezeigt erscheinen kann. Auch ist die ganze Frage der musikalischen Veranlagung, des musikalischen Könnens usw. von vielen Autoren in diesem oder jenem Zusammenhange berührt worden, ohne jedoch, soviel mir bekannt, eine ähnlich zusammenfassende Behandlung erfahren zu haben, wie sie Billroth wohl vorschwebte. Mir ist es seit langer Zeit als eine lockende Aufgabe erschienen, die psychologischen Verhältnisse der Musik unter einigermaßen ähnlichen Gesichtspunkten zu behandeln, wie es Billroth seinerzeit getan hat. Die Untersuchung lehrt freilich sogleich, daß es nicht angängig, mindestens nicht empfehlenswert ist, sich der von Billroth gewählten Fragestellung gar zu streng anzuschließen. Fragen wir: „Wer ist musikalisch?“ so gehen wir davon aus, daß wir, ohne uns auf eine feste Definition zu stützen, nach einem allgemeinen Eindruck und nach einem uns geläufigen Sprachgebrauch manche Personen musikalisch, andere unmusikalisch nennen, daß wir also das durch jenen Begriff bezeichnete Merkmal manchen zuschreiben, anderen absprechen. Wir können daraufhin fragen, welches nun eigentlich die Verhaltungsweisen sind, die hier unser Urteil bestimmen. Welche einzelnen Merkmale, so können wir auch fragen, konstituieren eigentlich den Begriff der Musikalität?[1])

---

[1]) Die hier gestellte Aufgabe gehört zu denjenigen, die ich vorgeschlagen habe als „identifizierende Begriffsbestimmung“ zu bezeich-

Wir können jedoch auch versuchen, gewissermaßen in die Psychologie der Musik ein Stück tiefer einzudringen. Es ist ja anzunehmen, daß diejenigen Verhaltungsweisen, die uns unmittelbar zur Beobachtung kommen und dem Eindruck der Musikalität oder dem gegenteiligen zugrunde liegen, auf gewisse schärfer und tiefer zu ermittelnde psychologische Beschaffenheiten sich zurückführen lassen, in denen sie ihren letzten Grund finden. Gelingt es uns, diese Eigentümlichkeiten zu erfassen, so würden wir damit zu einer Erklärung der Musikalität gelangen, die im Vergleich zu der ersteren, die wir etwa eine rein symptomatische nennen können, als die bedeutungs- und wertvollere bezeichnen dürfen [1]). Im einen wie im anderen Falle würde aber die Gewinnung einer möglichst scharfen, festen Definition für den Begriff der Musikalität als Aufgabe und Ziel der Untersuchung erscheinen.

Aber schon alltägliche Erfahrungen lehren, daß der Begriff der Musikalität, wie er sich sozusagen naturgemäß entwickelt und im allgemeinen Sprachgebrauch festgestellt hat, keine ganz einfache und einheitliche Bedeutung besitzt. Es ist sicherlich nicht so, daß wir alle Menschen in die zwei Klassen der Musikalischen und Unmusikalischen reinlich aufteilen und jeden einwandfrei der einen oder der anderen Klasse einordnen könnten. Es ist auch nicht einmal so, daß „musikalisch" etwa eine bestimmte Eigenschaft bedeutete, die der eine in höherem, der andere in geringerem Maße besitzt, und daß wir uns alle Menschen nach dem Grade ihrer Musikalität in eine Reihe geordnet denken könnten. In beiden Fällen wäre es eine verhältnismäßig einfache Aufgabe, das, was wir musikalisch nennen, oder das, wonach wir den Grad der Musikalität bemessen können, anzugeben

---

nen. Vgl. darüber v. Kries: Logik, Grundzüge einer kritischen und formalen Urteilslehre, S. 535. 1916.

[1]) Im Sinne der allgemeinen Logik wäre hier von einer substituierenden Begriffsbestimmung zu sprechen. Vgl. darüber meine Logik, S. 541.

und — vielleicht wenigstens mit einer gewissen Willkür — festzulegen. Der Umstand, der der Untersuchung ihren Weg vorzeichnet und der sie zu einer vorzugsweise verwickelten, aber auch interessanten macht, ist vielmehr der, daß in dem gesamten Verhalten gegenüber der Tonkunst eine ganze Reihe verschiedener Eigenschaften in Betracht kommen. Da diese in mannigfaltiger Weise untereinander kombiniert sein können, so ergibt sich eine unübersehbare Fülle von Formen und Arten des Musikalischen: der Eine kann in dieser, der Andere in jener Richtung musikalisch zu nennen sein, der Eine einen Anderen in gewisser Hinsicht übertreffen, in anderen Hinsichten hinter ihm zurückbleiben. Es genügt, hier an zwei Punkte zu erinnern, deren Herausfallen aus den sonstigen Merkmalen der Musikalität wohlbekannt und besonders auffällig ist. Der eine ist das musikalische Gedächtnis. Wir begegnen nicht selten Personen, die ein musikalisches Instrument vortrefflich, ja wohl gar in künstlerischer Vollendung spielen, nach üblichem Maßstab also als hervorragend musikalisch zu bezeichnen sind, die es aber trotz ausgiebiger Bemühung nicht dahin bringen, auch nur ein kleines Stückchen auswendig zu spielen. Hier sehen wir also, daß die Musikalität im Punkte des Gedächtnisses fehlt oder versagt. — Ähnlich finden wir oft, daß Personen bei sonst ausgesprochener Begabung der schöpferischen Phantasie, der Fähigkeit zu selbständigen Hervorbringungen völlig ermangeln, während diese Fähigkeit häufig mittelmäßigen Talenten in ansehnlichem Maße, wenn auch vielleicht nur in der etwas ungeordneten Form des „Phantasierens", eigen ist. Diese Umstände, die sich leicht vermehren ließen, sind es nun, die einer Untersuchung über die Musikalität, über musikalisches Können und musikalische Veranlagung das eigentlich zu erstrebende Ziel stecken und den fruchtbaren und ersprießlichen Weg vorzeichnen. Nicht darauf wird es ankommen, ein bestimmtes Merkmal aufzufinden und in möglichster Schärfe festzulegen, nach dem sich beurteilen läßt, ob jemand musikalisch ist oder nicht. Vielmehr werden wir versuchen müssen, die zahlreichen verschiedenen physiologischen und psychologischen Eigenschaften, die bei der Beschäftigung mit der Tonkunst überhaupt in Betracht kommen, die verschiedenen Merkmale der Musikalität möglichst vollständig zusammenzustellen und jedes einzelne nach Wesen und Bedeutung klarzulegen. Wie weit dabei natürliche Veranlagung, wie weit Ausbildung und Entwicklung in Betracht kommen, wie es sich im ganzen Zusammenhange musikalischer Betätigung auswirkt und manches andere: das wird für jedes dieser Merkmale zu untersuchen und zu erwägen sein. Auch werden wir prüfen müssen, ob diese Eigenschaften in ihrem individuellen Auftreten vollkommen voneinander unabhängig sind oder ob zwischen ihnen mehr oder weniger feste Zusammenhänge bestehen. Dies ist die Aufgabe, der die nachstehenden Blätter gewidmet sind.

Wir werden erwarten können, dabei zu einer Behandlung gewisser Seiten aus der Psychologie der Musik zu gelangen, namentlich auch einen gewissen Überblick über die verschiedenen Arten und Formen der Musikalität zu gewinnen. Dagegen werden wir nicht hoffen und uns auch nicht zur Aufgabe stellen dürfen, zu einer ganz scharfen Definition des Begriffes „musikalisch" zu gelangen. Vielmehr müssen wir von vornherein darüber im klaren sein, daß es Sache eines mehr oder weniger willkürlichen Ermessens ist, ob wir mehr auf die eine oder auf die andere Seite des musikalischen Könnens Gewicht legen wollen, und daß wir nur in die Gefahr kommen, uns in einen unfruchtbaren Wortstreit zu verwickeln, wenn wir in jedem einzelnen Falle eine Entscheidung darüber verlangen, ob jemand noch musikalisch zu nennen sei oder nicht, oder welche von zwei Personen etwa die musikalischere ist.

Bei einer solchen Aufgabestellung erscheint nun freilich die an die Spitze gestellte Frage: „Wer ist musikalisch?" nicht vorzugsweise bezeichnend. Ganz mit Recht hat denn auch HANSLICK schon darauf hingewiesen, daß diese Frage, die BILLROTH ursprünglich nur für den letzten seiner Aufsätze, später erst für die ganze Reihe von Abhandlungen als Überschrift gewählt hatte, eigentlich zu eng erscheint. Für die nachfolgenden Untersuchungen gilt dies in noch höherem Maße. Nichtsdestoweniger habe ich geglaubt, die BILLROTHsche Fragestellung wiederum zum Titel wählen zu dürfen. Denn gerade wenn wir erwägen, wer musikalisch zu nennen ist, was unter Musikalität verstanden wird oder zweckmäßigerweise verstanden werden muß, werden wir auf eine Reihe von Tatsachen und Aufgaben geführt, die sich naturgemäß aus der ganzen Psychologie der Musik herausheben und zu einem einheitlichen Ganzen abrunden.

Versucht man aus dem, was wir im weitesten Sinne des Wortes Musikalität nennen, verschiedene Teile oder Seiten abzusondern, so kann dies nach mancherlei verschiedenen Gesichtspunkten geschehen. Der belangreichste und für unsere Zwecke fruchtbarste, der daher auch unseren Darlegungen zugrunde gelegt werden soll, ist der folgende. Alle Musik findet letzten Endes ihre Grundlage in gewissen sinnlichen Empfindungen, und zwar in Empfindungen des Gehörssinnes, die einerseits nach Tonhöhe, Stärke, Klang, andererseits nach ihren zeitlichen Verhältnissen in bestimmter Weise geordnet sind. Die musikalische Betätigung besteht nun aber nicht einfach darin, daß solche Gehörsempfindungen in uns erzeugt werden. Ganz ebenso vielmehr, wie wir das auch bei den anderen Sinnen antreffen, schließen sich an das einfache, unmittelbar durch die äußeren Einwirkungen Gegebene weitere Folgen an. Wir pflegen in diesem Sinne wohl von einer psychologischen Verarbeitung des von Haus aus gegebenen Empfindungsmaterials zu sprechen. Ähnlich wie bei allen anderen Sinnen bestehen auch hier die einfachsten psychologischen Verarbeitungen zunächst in der Unterscheidung des Ungleichen, der Zusammenfassung des Übereinstimmenden oder Ähnlichen, der gedächtnismäßigen Festhaltung des ein- oder mehrmals Erlebten, der Wiedererkennung usw. Diese Verarbeitungen sind es, vermöge deren die Sinnesempfindungen die Grundlage unseres gesamten Erfahrungswissens abgeben. Was hier an seelischen Vorgängen in Betracht kommt, bewegt sich im Gebiete des Empfindens und Wahrnehmens, des Vorstellens, Denkens, kurzum im Gebiete des Intellektuellen, wie wir zusammenfassend zu sagen pflegen. Lehrt die Erfahrung, daß in Bezug auf diesen ganzen Komplex seelischen Geschehens Verhalten und Befähigung verschiedener Personen große individuelle Unterschiede darbietet, so können wir hier von einer intellektuellen Musikalität sprechen. — Abgesehen von den besprochenen intellektuellen Verhältnissen ist die Musik mit unserem Gefühlsleben verflochten. Eine Musik kann unser Wohlgefallen oder unser Mißfallen erregen, wir können uns von ihr angezogen oder abgestoßen fühlen; wir können sie nicht allein schön oder unschön, sondern auch bedeutend, interessant oder langweilig, leer, trivial finden usw. Die hier vorliegenden psychologischen Betätigungen gehören dem Gebiete der Werturteile an, und zwar sind die musikalischen Gebilde der Gegenstand ästhetischer Werturteile. In engstem Zusammenhang hiermit stehen aber andere Formen, in denen die Musik in unser Gefühlsleben eingreift. Wir fühlen uns durch eine Musik heiter oder traurig gestimmt, erhoben oder niedergedrückt, erschüttert und erregt oder friedevoll beruhigt, zu tatkräftiger Leistung angespornt oder zu träumerischer Untätigkeit gestimmt. Was wir hier in Verbindung mit der Musik auftreten sehen, rechnen wir in das psychologische Gebiet der Emotionen. Auch in den das Gefühlsleben betreffenden Hinsichten finden wir nun bekanntermaßen die größten individuellen Verschiedenheiten. Während manche Personen durch Musik in höchstes Entzücken versetzt oder auch in anderem Sinne aufs lebhafteste erregt werden können, gibt es andere, denen solche Wirkungen überhaupt fremd sind, die sich der Musik gegenüber kühl und indifferent oder sogar ablehnend verhalten. So können wir der intellektuellen Seite der Musikalität eine andere gegenüberstellen, die als die gefühlsmäßige zu bezeichnen wäre. Während nun aber die rein intellektuellen seelischen Vorgänge ein relativ einheitliches und gut abgegrenztes Gebiet darstellen, umfassen die an der Musik beteiligten nicht-intellektuellen seelischen Erscheinungen mancherlei sehr Verschiedenes. Schon die soeben erwähnten Beispiele geben namentlich Anlaß, das rein Emotionelle und die ästhetischen Werturteile auseinanderzuhalten. Die Frage, in welchen Beziehungen diese beiden Dinge untereinander stehen, wird uns später besonders eingehend zu beschäftigen haben. Vorderhand wollen wir nur feststellen, daß es von den tatsächlichen psychologischen Verhältnissen nur ein unbestimmtes und wenig bezeichnendes Bild gibt, wenn wir neben der intellektuellen von der „gefühlsmäßigen" Musikalität sprechen. Aber es ist freilich schwer, einen ähnlich kurzen, das Gemeinte ganz zutreffend charakterisierenden Ausdruck zu finden. Ich will daher im folgenden der intellektuellen die emotionell-ästhetische Seite der Musikalität gegenüberstellen. Doch mag es gestattet sein, an Stelle dieses etwas umständlichen Ausdrucks auch den kurzen der gefühlsmäßigen Wirkung der Musik und der gefühlsmäßigen Musikalität gelegentlich, wo Mißverständnisse nicht zu befürchten sind, der Kürze halber zu benutzen.

Noch in einer anderen Beziehung wollen wir von dem durch die BILLROTHsche Fragestellung vorgezeichneten Wege abweichen. Durch die Frage: „Wer ist musikalisch?" werden sogleich die individuellen Unterschiede in den Mittelpunkt des Interesses gerückt. Es erscheint ratsam, der Untersuchung von vornherein eine größere Allgemeinheit zu geben und zu fragen, welche, teils intellektuellen, teils gefühlsmäßigen Wirkungen durch die Musik in unserer Seele hervorgerufen werden. Für die Frage, inwiefern diese Wirkungen individuell ungleich sein können, wodurch sich der Musikalische vom Unmusikalischen unterscheidet, gewinnen wir hierdurch eine breite und systematisch geordnete Unterlage, die eine vollständige Beantwortung erleichtert. Es erscheint aber zweckmäßiger, diesen Gegenstand später in einem ihm besonders gewidmeten Kapitel, dem 5., zu behandeln.

Wie oben schon angedeutet wurde, können wir aus dem, was im weitesten Sinne als Musikalität bezeichnet wird, unter mancherlei verschiedenen Gesichtspunkten einzelne Teile oder verschiedene Seiten aussondern. So erscheinen denn auch neben der Trennung der intellektuellen und der ästhetisch-emotionellen Musikalität noch mancherlei andere ähnliche Betrachtungen zulässig. Wenn wir unseren folgenden Untersuchungen die genannte Unterscheidung zugrunde legen, so hat das seinen Grund darin, daß gerade diese an allgemeinste und weittragendste Verhältnisse unseres Seelenlebens anknüpft. Doch möchte ich in Kürze gleich hier auf eine andere, der alltäglichen Betrachtung naheliegende und zweifellos auch in hohem Grade bedeutungsvolle Zergliederung der Musikalität hinweisen. Wir sind bei unserer Charakterisierung sowohl der intellektuellen wie der emotionell-ästhetischen Musikalität wenigstens in erster Linie davon ausgegangen, daß Musik gehört wird, und haben die psychologischen Erfolge ins Auge gefaßt, die sich an das Hören von Musik anknüpfen. Das Verhalten des mit der Musik befaßten Subjektes ist hierbei also ein rezeptives. Wir können dem das produktive gegenüberstellen, wie es uns in höchster Form beim Ersinnen und Gestalten musikalischer Gebilde, bei der Komposition, ähnlich aber auch schon beim sogenannten Phantasieren entgegentritt. Die Betätigungen, um die es sich hierbei handelt, rechnen wir der Einbildungskraft, der schöpferischen Phantasie in erster Linie zu. Daß es sich auch hier um eine besondere Seite der Musikalität handelt, geht schon daraus hervor, daß, wie oben angeführt, diese Befähigung in ihrem Auftreten eine gewisse Unabhängigkeit von den anderen Merkmalen der Musikalität tatsächlich erkennen läßt. Unzweifelhaft ist auch die Unterscheidung rezeptiver und produktiver

Musikalität von großer und weitverzweigter Bedeutung. Trotzdem ist es mir nicht ratsam erschienen, von vornherein den ganzen Gang unserer Betrachtung nach ihr zu orientieren. Vielmehr glaube ich, daß die Sonderung der intellektuellen und der emotionell-ästhetischen Musikalität hier den Vorzug verdient. Im Verlauf unserer Darlegungen wird sich dies noch deutlicher herausstellen. Allerdings aber versteht sich, daß wir nicht umhin können werden, uns mit dem Unterschiede der rezeptiven und der produktiven Seite in unserem musikalischen Verhalten eingehend zu beschäftigen, was an passender Stelle, insbesondere im Kapitel 5, geschehen wird. Gleich hier sei schließlich erwähnt, daß die Betrachtung, deren Gang wir hier vorläufig skizzierten, in vielen Hinsichten zu ergänzen und zu vervollständigen sein wird. Es sei hier nur an die reproduktive Tätigkeit erinnert, die darin besteht, daß wir die von einem Anderen geschaffene Musik ausführend zu Gehör bringen. Hier greifen rezeptive und produktive Leistung in eigenartiger Weise ineinander. Eine Reihe solcher Ergänzungen soll in zwangloser Aneinanderreihung im Schlußkapitel gegeben werden.

Erstes Kapitel.

Intellektuelle Verarbeitung des Gehörten.

Wenn wir in ganz allgemeiner Weise die intellektuelle Verarbeitung und Verwertung sinnlicher Eindrücke ins Auge fassen, so können wir als die einfachste und grundlegende Leistung die Unterscheidung des Ungleichen voranstellen[1]. Es ist eine der wichtigsten Tatsachen der Sinnesphysiologie, daß dieser Unterscheidung überall bestimmte Grenzen gesteckt sind. Wenn wir den Unterschied zweier Farben, zweier Helligkeiten, zweier Töne usw. geringer und geringer machen, so kommen wir an eine Grenze, bei der der Beobachter die beiden Empfindungen für gleich hält, also nicht anzugeben vermag, ob von zwei aneinanderstoßenden Feldern das rechte oder das linke heller, ob von zwei nacheinander gehörten Tönen der erste oder der zweite der höhere ist. Wir bezeichnen die an der Grenze der Erkennbarkeit stehenden Unterschiede als Schwellenwerte, speziell als Unterschiedsschwellen, und sprechen in diesem Sinne von einer Unterschiedsempfindlichkeit für Helligkeiten, für Tonhöhen usw. Die Unterschiedsempfindlichkeit steht im umgekehrten Verhältnis zu den Schwellenwerten: je geringer die eben noch wahrnehmbaren Unterschiede sind, um so höher werden wir die Unterschiedsempfindlichkeit bewerten. Die Tatsache, daß jeder Unterschied einen bestimmten Mindestwert erreichen muß, um erkennbar zu werden, hängt offenbar mit ganz allgemeinen

[1]) In seiner Rede „Über die Arten und Stufen der Intelligenz" behandelt Rümelin, in geistreicher Anknüpfung an die Etymologie und Bedeutung des Wortes „Gescheit" die Fähigkeit des Unterscheidens als die maßgebendste und wichtigste Grundlage unseres ganzen Erkennens. Reden und Aufsätze, dritte Folge, Freiburg und Leipzig 1894. S. 148.

physiologischen Verhältnissen zusammen, die freilich in ihrem letzten Grunde vorderhand noch dunkel sind. — Die Erfahrung lehrt ferner, daß für jedes Sinneswerkzeug auch der einzelne Reiz eine gewisse Mindeststärke besitzen muß, um überhaupt eine merkbare Empfindung hervorzurufen. Wir sprechen demgemäß auch von absoluten Schwellenwerten, die wir den Unterschiedsschwellen gegenüberzustellen pflegen, und einer absoluten Empfindlichkeit. Ein Schall muß, um hörbar zu sein, unserem Ohr einen Energiewert von mindestens $5 \cdot 10^{-16}$ Erg in der Sekunde zuführen; ein Licht von bestimmter Stärke und Ausdehnung wird unsichtbar, wenn wir die Zeit seiner Einwirkung auf das Auge unter einen gewissen Wert vermindern. Ganz entsprechenden Tatsachen begegnen wir übrigens auch in der Funktion unserer Bewegungsorgane. Auch der Muskel beantwortet eine äußere Einwirkung, einen Reiz, mit einer Bewegung nur dann, wenn jener Anstoß einen gewissen, wiederum als Schwelle zu bezeichnenden Stärkegrad erreicht. Der „unterschwellige“ Reiz bleibt unwirksam.

Die enge Beziehung gewisser Unterscheidungsfähigkeiten zur Musikalität leuchtet ohne weiteres ein. So wird die Befähigung, rein zu singen oder zu spielen, offenbar an die Unterscheidungsfähigkeit für Tonhöhen geknüpft sein. Diese bildet die Grundlage dessen, was wir als ein gutes oder feines musikalisches Gehör bezeichnen. Wir werden uns später genauer damit zu beschäftigen haben.

Dem Unterscheiden können wir als eine zweite Klasse intellektueller Leistungen all das anreihen, was wir dem Gedächtnis, der erinnernden Aufbewahrung und Festhaltung zurechnen. Die fundamentale Tatsache, auf der alle diese Erscheinungen beruhen, ist die, daß jedes Empfinden im Zentralnervensystem eine Dauerveränderung, eine „Spur“ zurückläßt. Auch hier haben wir es mit einer Eigenschaft des Zentralnervensystems zu tun, die von grundlegender Bedeutung ist, und die wir vorderhand nur als eine Tatsache von allgemeinster Bedeutung feststellen, nicht aber auf ihre letzten Gründe zurückzuführen vermögen[1]).

Die Erinnerungsspuren, die von irgendwelchen erlebten Sinneseindrücken zurückbleiben, können in doppelter Weise in Erscheinung treten. Die einfachste Form ist die, daß, wenn wir eine Empfindung haben, die wir schon ein- oder mehrmals in genau der gleichen oder wenigstens ähnlicher Weise erlebt haben, sie uns den Eindruck des Bekannten macht. Nicht mit Unrecht hat man von einem Bekanntheitsgefühl gesprochen. Wir können beim Hören einer Glocke von bestimmtem eigenartigen Klange, beim Hören einer menschlichen Stimme den lebhaften Eindruck haben, diesen Glockenklang, diese Stimme schon gehört zu haben. Von weit größerer Bedeutung in unserem Seelenleben überhaupt, speziell auch bei aller musikalischen Betätigung, ist aber diejenige Form des Gedächtnisses, die man als eine assoziative bezeichnen kann. Wenn ich eine Stimme höre und erkenne, daß es eine bestimmte, mir bekannte Person ist, die spricht, so ist hier an die Gehörsempfindung nicht nur der allgemeine Eindruck des Bekannten geknüpft, sondern es taucht zugleich die Erinnerung an die betreffende Persönlichkeit, ihren Namen, ihr Aussehen u. a. in uns auf.

Hierhin gehört auch jene Form des musikalischen Gedächtnisses, die uns aus alltäglicher Erfahrung vorzugsweise geläufig ist. Ein musikalisches Gebilde, ein ganzes Musikstück oder das Bruchstück eines solchen, eine einzelne Melodie, ein Motiv, sind uns in dem Sinne bekannt, daß, wenn wir den Anfang desselben hören oder vorstellen, als-

---

[1]) In einem geistreichen und viel beachteten Vortrag hat E. Hering darauf hingewiesen, daß ähnliche Erscheinungen, die Erhaltung von „Spuren" einer Einwirkung, die Anknüpfung von Dauerveränderungen an die Funktion, bei fast allen Organen anzunehmen sind. Er hat daraufhin vom Gedächtnis als einer „allgemeinen Funktion der organisierten Materie" gesprochen. Hering, Über das Gedächtnis als eine allgemeine Funktion der organisierten Materie (Ostwalds Klassiker der exakten Wissenschaften, Nr. 148), Leipzig 1912.

dann in zeitlichem Aneinanderschluß die folgenden Teile sich anreihen, sei es nun, daß wir das ganze Gebilde nur in der Vorstellung an uns vorüberziehen lassen, sei es, daß wir es ausführend (singend oder auf einem Instrumente spielend) tatsächlich zu Gehör bringen. Hier ruft also offenbar jedes Stückchen des Erinnerungsbildes das ihm zeitlich folgende hervor, so daß das ganze als eine kürzere oder längere (oft sehr lange) Kette von Gehörsvorstellungen zur Erscheinung kommt.

Den obigen Vorbemerkungen entsprechend haben wir Unterscheidung und Gedächtnis als die Hauptpunkte aller intellektuellen Verarbeitung ins Auge zu fassen. Versuchen wir auf dieser Grundlage die intellektuelle Musikalität des genaueren zu analysieren, so stoßen wir sogleich auf eine andere Tatsache der Sinnesphysiologie, die gleichfalls insofern von allgemeiner Bedeutung ist, als sie nicht bloß die Verhältnisse der Musik oder überhaupt des Gehörssinnes, sondern alle Sinne in ähnlicher Weise betrifft. Überall sondert sich das Empfindungsmaterial im engeren Sinne (Farbe und Helligkeit beim Gesichtssinn, Tonhöhe, Klang, Tonstärke beim Gehör) von den räumlichen und zeitlichen Anordnungen, in denen das Empfundene gegeben ist. Wie nun beim Gesichts- und Tastsinn als den Hauptträgern der räumlichen Wahrnehmung, die örtlichen Bestimmungen in den Mittelpunkt des Interesses gerückt sind, so ist beim Gehörssinn die Auffassung der zeitlichen Verhältnisse von besonderer Bedeutung. Pflegen wir doch mit Recht das Ohr als unser Organ für den Zeitsinn par excellence zu bezeichnen, ähnlich wie am Raumsinn in erster Linie das Sehorgan, daneben auch die Tastorgane und einige andere beteiligt sind.

Auch in der Musik ist, wie bekannt, die zeitliche Form, in der die Gehörsempfindungen erzeugt werden, von allergrößter Bedeutung. Ich will daher hier sogleich die dem Gehörssinn eigene Befähigung für die Unterscheidung und gedächtnismäßige Festhaltung zeitlicher Verhältnisse an die

Spitze stellen und erst danach das Material der Empfindung im engeren Sinne, die *tonalen Verhältnisse* (Tonhöhe, Tonstärke u. a.) ins Auge fassen. Die *zeitliche Form*, in der irgendwelche Empfindungen gegeben sind, deckt sich etwa mit dem, was wir auch als den *Rhythmus* zu bezeichnen pflegen. Und was wir den „*Sinn für Rhythmus*" oder „*rhythmisches Gefühl*" nennen, bedeutet die Befähigung für die hier in Rede stehenden Leistungen oder findet wenigstens in ihnen seine Grundlage.

Dabei muß freilich beachtet werden, daß die Bedeutung des Wortes Rhythmus keine ganz feststehende ist und sich im Laufe der Zeit erweitert hat. Ursprünglich ist das Hauptgewicht darauf gelegt worden, daß sich irgend etwas in *regelmäßiger Folge wiederholt*. Der Verfasser des Artikels „Rhythmus" in einer der bekannten großen Enzyklopädien sagt z. B.: „Rhythmus im allgemeinen ist jede taktmäßig abgemessene Bewegung, welche durch regelmäßige Wiederkehr von Gegensätzen entsteht"[1]. In diesem engeren Sinn wird das Wort auch gegenwärtig z. B. in der Biologie nicht selten benutzt. Wir sprechen von rhythmischen Bewegungen und meinen damit solche, die sich in regelmäßiger Weise wiederholen. Der Begriff des Rhythmischen würde hier mit dem zusammenfallen, was in der Mathematik als *periodisch* bezeichnet wird. Im Laufe der Zeit hat es sich jedoch mehr und mehr eingebürgert, jede bestimmte zeitliche Form als einen Rhythmus zu bezeichnen. So können wir denn auch z. B. die Tonfolge 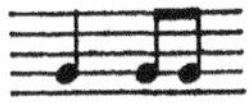 oder 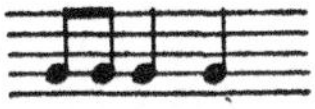, den Daktylus oder den Ionicus a minore als einen bestimmten Rhythmus bezeichnen, während, wenn wir an der engeren Bedeutung festhalten, zu sagen wäre, daß hier allerdings eine bestimmte zeitliche *Form* vorliegt, der aber, eben weil sie keine Wiederholungen aufweist, nichts Rhythmisches innewohnt. — Hier soll das Wort Rhythmus stets in dem weiteren Sinne gebraucht werden, daß es überhaupt eine bestimmte zeitliche Form bedeutet.

Im Zusammenhang mit allgemeineren Aufgaben hat die Sinnesphysiologie Erfahrungen auch über die Auffassung der zeitlichen Verhältnisse, speziell bei Gehörsempfindungen, gemacht. Sie ist dabei naturgemäß und mit Recht bestrebt gewesen, diese Erscheinungen zunächst unter möglichst einfachen Bedingungen zu studieren, ist aber dabei zu mancherlei Ergebnissen gelangt, die auch im Hinblick auf musika-

[1]) Meyers Konversationslexikon, 4. Aufl. Bd. 13, S. 799.

lische Verhältnisse von Interesse sind. Von grundlegender Bedeutung ist dabei die Tatsache, daß wir ohne Schwierigkeit in der Lage sind, die Auffassung der zeitlichen Verhältnisse für sich, ohne die Einmischung sonstiger Empfindungsunterschiede zu prüfen. Wenn wir in gewöhnlicher Weise eine Melodie hören, so ist freilich stets der Eindruck, den wir erhalten, neben den zeitlichen Formen auch noch durch tonale Verhältnisse, die Unterschiede in der Tonhöhe, Klangart, Stärke der aufeinanderfolgenden Töne bestimmt. Wir können aber leicht diese Unterschiede ausschalten, indem wir lediglich eine Gehörsempfindung von genau der gleichen Art, einen kurz dauernden Ton von bestimmter Höhe oder ein Geräusch von stets derselben Beschaffenheit wiederholen, aber in bestimmter zeitlicher Form zu Gehör bringen.

Die einfachste Aufgabe, von der die sinnesphysiologische Untersuchung hier auszugehen pflegt, ist die quantitative Vergleichung zweier durch genau die nämlichen Gehörsempfindungen begrenzter Zeitstrecken.

Die Bedingungen solcher Versuche können dabei noch sehr mannigfaltig gestaltet werden. Die einfachste Form ist die, daß zunächst zwei Reize A und B, alsdann nach längerem oder kürzerem Zwischenraum zwei weitere Reize C und D gegeben werden, wobei die Aufgabe ist, zu erkennen, ob die Intervalle AB und CD gleich oder verschieden sind. Läßt man, wie VIERORDT tat, den Rhythmus zweier Metronome vergleichen, wobei man erst von dem einen, dann vom anderen eine Anzahl von Schlägen hört, so kann man dies als eine vervielfältigte Darbietung beider Intervalle ansehen. Besonders günstig sind die Bedingungen, wenn die beiden zu vergleichenden Intervalle in regelmäßiger Abwechslung gegeben sind. Dahin gehört als eine der einfachsten Aufgaben die, zu erkennen, ob die Schläge einer Pendeluhr sich in gleichen Zwischenräumen folgen, oder ob die Uhr, wie man zu sagen pflegt, „hinkt", d. h. ob jeder Rechtsschlag genau in die Mitte des voraufgehenden und des folgenden Linksschlages fällt oder nicht. — Untersuchungen dieser Art haben herausgestellt, daß der akustische Zeitsinn unter geeigneten Bedingungen eine sehr beträchtliche Genauigkeit erreichen kann. VIERORDT ließ in der eben erwähnten Weise zwei Metronomrhythmen vergleichen und fand, daß bei Rhythmen von 196 in der Minute bei einem Unterschied von 3,8 % bereits 90 % richtiger Urteile erhalten wurden. Noch sehr viel größer ist die Genauigkeit, mit der das Abweichen eines Rhythmus vom genauen Alternieren, also ein Hinken, wahrgenommen werden kann. So fand z. B. AGAZZOTTI, daß unter den günstigsten Bedingungen die Einstellung einer Reizfolge auf genaues, nicht hinkendes Alternieren mit einem mittleren Fehler ausgeführt werden kann, der nur 0,5 % der ganzen Periode beträgt [1]. — Von Interesse gerade auch im Hinblick auf unsere Auffassung musikalischer Gebilde ist ferner die Art, wie wir unbewußt und sozusagen instinktiv bei der Vergleichung von Zeitstrecken zu Werke zu gehen pflegen [2]. Es wurde namentlich von SCHUMANN hervorgehoben, daß ein besonderes Verfahren wenigstens sehr vielfach eingehalten wird, bei dem eine bestimmte Einstellung der Aufmerksamkeit oder der Erwartung als der springende Punkt bezeichnet werden kann. Haben wir zwei Geräusche AB in einem bestimmten zeitlichen Abstand gehört, so haben wir im allgemeinen dieses Intervall als bestimmten Zeitwert aufgefaßt, den wir im Gedächtnis festzuhalten vermögen. Wenn nun mit einem dritten Reiz C das folgende, mit jenem zu vergleichende Intervall beginnt, so können wir unsere Aufmerksamkeit mit großer Genauigkeit auf denjenigen Zeitpunkt einstellen, der so lange hinter C liegt wie B hinter A. Wir bemerken alsdann, ob das Signal genau in dem Zeitpunkt eintrifft, in dem wir es erwarten, oder verfrüht oder verspätet.

Eine etwas andersartige aber noch bedeutungsvollere Rolle spielen derartige „Einstellungen" bei der Auffassung längerer Intervalle. Schon bei Zeitstrecken, die den Betrag

---

[1]) Vgl. v. KRIES, Allgemeine Sinnesphysiologie. S. 170.

[2]) Ebenda S. 171.

einer Sekunde übersteigen, mehr noch bei solchen, die das Doppelte, Drei-, Vierfache davon erreichen, ist leicht zu bemerken, daß wir sie nicht wohl oder doch nur sehr ungenau als Ganzes aufzufassen vermögen. Wir erreichen eine größere Genauigkeit, indem wir sie irgendwie einteilen, also als die zwei-, drei-, viermalige Wiederholung einer kleineren Zeitstrecke auffassen. Besonders auffällig macht sich das darin bemerklich, daß wir eine Zeitstrecke von solchem Betrage nur äußerst unvollkommen behalten, wenn sie uns nur einmal geboten wird. Darauf beruht es, daß wir z. B. das Zeitmaß eines Musikstückes nur sehr unsicher aufzufassen imstande sind, wenn das Stück mit einzelnen, durch lange Zwischenräume getrennten Tönen beginnt. Wir müssen uns dann diese relativ langen Zwischenräume erst versuchsweise irgendwie einteilen, und erhalten so einen in kleineren Zeitwerten gegebenen Rhythmus. Dann aber müssen wir prüfen, ob ein folgender Ton auf den hiernach zu erwartenden Zeitpunkt trifft, müssen danach evtl. jenen zuerst versuchsweise angenommenen Rhythmus einmal oder einige Male korrigieren, und gelangen so schließlich zu einer genaueren Auffassung der größeren Zeitwerte.

Von besonderem Interesse ist nun die Frage, wie wir bei dieser Einteilung einer größeren Zeitstrecke eigentlich verfahren; wodurch sind die einzelnen Teile, in die wir sie zerlegen, voneinander getrennt? — Der physiologisch einfachste und vielleicht auch der häufigste Fall ist der, daß dies durch die Ausführung irgendwelcher passender Bewegungen geschieht. Wir schlagen uns den Takt durch leises Wippen eines Fußes oder der Hand; oder wir zählen, wenn nicht laut, so doch mit leichten Bewegungen der Sprechwerkzeuge, die die Hervorbringung der Sprachlaute andeuten. Eine vollständigere Beobachtung dürfte indessen doch lehren, daß es der Ausführung wirklicher, selbst sehr geringfügiger Bewegungen keineswegs bedarf, daß vielmehr der gleiche Erfolg auch durch physiologische Vorgänge ganz anderer Art erreicht werden kann. Sehr häufig wird es sich auch hier nur um Einstellungen, vorbereitende Dispositionen, handeln, die den vorhin erwähnten Einstellungen der Aufmerksamkeit ähnlich sind. Auch sie bedeuten eine gewisse Betätigung. Man kann diese Befähigung, irgendwelche psychischen Vorgänge, besonders das Aussenden von Bewegungsantrieben, in bestimmter Weise zeitlich anzuordnen, als eine aktive Seite des Zeitsinnes bezeichnen und sie dem rein rezeptiven Verhalten gegenüberstellen. Es ist dann also zu beachten, daß bei der Vergleichung von Zeitstrecken sehr häufig rezeptive und aktive Seite des Zeitsinnes in eigenartiger Weise ineinandergreifen.

Nur in den einfachen Fällen, die wir im sinnesphysiologischen Versuch prüfen, läßt sich die Genauigkeit der Vergleichung von Zeitwerten durch zahlenmäßige Angaben festlegen. Gerade bei den verwickelteren Verhältnissen musikalischer Gebilde fehlt es aber nicht an Erscheinungen, in denen eine jedenfalls erstaunlich große Genauigkeit solcher Vergleichungen zur Erscheinung kommt. Ihr Ergebnis ist dann freilich nicht das einfache Urteil, daß eine Strecke AB größer (oder kleiner) sei als eine andere CD. Es besteht vielmehr in eigenartigen Gesamteindrücken, die wir in figürlicher Weise mit gewissen schon der ästhetischen Beurteilung sich annähernden Begriffen zu bezeichnen gewohnt sind. Man erinnere sich des Eindrucks, den wir erhalten, wenn auf einem Musikinstrument ein Lauf, etwa eine Tonleiter ausgeführt wird. Die genaue Geichmäßigkeit der zeitlichen Zwischenräume zwischen je zwei aufeinanderfolgenden Tönen erzeugt den wohlbekannten Eindruck, den wir als das schöne Perlen des Laufes bezeichnen und als Ergebnis einer sorgsam ausgebildeten Technik bewundern und schätzen. Sicher sind es wohl außerordentlich geringfügige Abweichungen von der strengen Gleichmäßigkeit der Folge, die das Entstehen dieses Eindrucks verhindern, und bei denen wir dann wohl von einem Schwanken, einer Unebenheit zu sprechen pflegen.

Ganz das nämliche wie für die gleichmäßige Folge von Tönen gilt auch für die komplizierten zeitlichen Formen, die unsere musikalischen Gebilde besitzen. Die Musik der Kulturvölker zeigt hier als beherrschende Erscheinung das, was wir als den Takt zu bezeichnen pflegen. Er besteht darin, daß das musikalische Gebilde in Abschnitte von gleichem Zeitwert gegliedert ist. Wenn die Gliederung in eine Anzahl gleicher Zeitabschnitte, Takte, erkennbar sein soll, so muß das Abschließen des einen und der Anfang eines neuen irgendwie markiert sein. Im allgemeinen geschieht dies durch vermehrte Stärke, Akzentuierung desjenigen Tones, mit dem der neue Takt anfängt. Er wird bekanntlich daraufhin als der gute Taktteil bezeichnet. Insofern ist also in der Regel eine Differenzierung der Tonstärken mit der zeitlichen Form verflochten. Indessen ist die Markierung des guten Taktteils durch eine vermehrte Tonstärke keineswegs unerläßlich. Sie kann auf mancherlei andere Weise geschehen. Ja, es kann der Fall sein, daß in den betreffenden Zeitpunkten Töne gar nicht wirklich zu Gehör gebracht, sondern nur in der Einbildungskraft vorgestellt werden, wie das z. B. bei den sogenannten Synkopen der Fall ist.

Ferner werden neue Zeitstrecken dadurch erhalten, daß eine zum Ausgang genommene in eine Anzahl gleicher Teile geteilt oder eine Anzahl von Malen wiederholt, Bruchteile oder Vielfache eines ursprünglichen Zeitmaßes gebildet werden. In der Regel handelt es sich dabei um Verhältnisse, die durch kleine ganze Zahlen bestimmt sind, die Hälfte, das Drittel oder Viertel, das Doppelte, Drei- und Vierfache.

Die unsere ganze Tonkunst beherrschende Form erfordert also in unbegrenzten Mengen ganz bestimmte Größenbeziehungen der in jedem musikalischen Gebilde enthaltenen und durch seine einzelnen Töne abgegrenzten Zeitstrecken[1]. Die

---

[1]) Welches freilich die zu vergleichenden Strecken sind, das ist vielfach Sache einer verständnisvollen Auffassung und einer ergänzenden Einbildungskraft. Wir werden auf diese Verhältnisse, da sie mit der ästhetischen Bedeutung des Rhythmus untrennbar zusammenhängen, erst an späterer Stelle eingehen.

Genauigkeit, mit der wir überhaupt Zeitstrecken zu vergleichen vermögen, wird also auch in der Sicherheit zum Ausdruck kommen, mit der wir die taktmäßige Gestaltung und Abweichungen von derselben erkennen. Eine zahlenmäßige Bestimmung der hier zu erreichenden Genauigkeit ist selbstverständlich nicht wohl möglich. Sicherlich aber ist sie vielfach eine sehr große.

Auch in mancherlei anderer Weise kommt die große Feinheit, mit der wir die zeitliche Anordnung gehörter Töne auffassen, zur Erscheinung, so z. B. in der Unterscheidung des Legato- und Staccato-Spiels. Hier handelt es sich um geringfügige Unterschiede in den zeitlichen Verhältnissen der aufeinanderfolgenden Töne, die sich aber in den ästhetischen Wirkungen sehr bemerklich machen. Wir werden wegen dieser letzteren Beziehungen an späteren Stellen wiederholt darauf zurückzukommen haben [1]).

Es ist hier nur von denjenigen ästhetischen Eindrücken die Rede gewesen, die an die strenge Einhaltung gewisser vorzugsweise einfacher und mathematisch definierbarer Größenverhältnisse zwischen verschiedenen Zeitstrecken geknüpft sind. Doch sei gleich hier darauf hingewiesen, daß vielfach und in besonders bemerkenswerter Weise ein ästhetischer Eindruck sich an gewisse Abweichungen von jenen mathematisch präzisierten Regelmäßigkeiten knüpft. Eine mathematisch definierbare Form läßt sich am einfachsten und in höchster Genauigkeit erzielen, wenn wir musikalische Gebilde durch mechanische Vorrichtungen zu Gehör bringen. Wenn wir im Gegensatz zu solcher maschinenmäßigen Musik den Klang z. B. schon einer einfachen Tonleiter, wie sie von der Hand eines feinen Künstlers hervorgebracht wird, belebt, beseelt, durchgeistigt nennen, so beruht das auf den sehr geringen Modifikationen des mathematischen Schemas, die absichtlich und gemäß einem ästhetischen Ideal verwirklicht werden. Wir werden indessen auf diesen Gegenstand erst an späterer Stelle im Zusammenhang mit den ästhetischen Wirk ngen der Musik einzugehen haben.

Ehe ich mich der anderen Aufgabe des musikalischen Zeitsinnes, der Wiedererkennung rhythmischer Formen zuwende, sei hier noch kurz einer Leistung gedacht, die zwischen dieser und den bisher besprochenen Größenvergleichungen eine gewisse Mittelstellung einnimmt. Es handelt

---

[1]) Im 3. und 6. Kapitel.

sich hier um die Auffassung absoluter Zeitwerte, also des „Tempos", der Geschwindigkeit, in der ein ganzes musikalisches Gebilde vorgestellt oder zu Gehör gebracht wird. Durch die Veränderung des Tempos werden die sämtlichen in dem betreffenden Gebilde enthaltenen Zeitstrecken vergrößert oder verkleinert, jedoch alle in demselben Verhältnis, so daß die Größenbeziehungen aller Teile untereinander unverändert bleiben. Wenn wir das Tempo beurteilen, in dem wir ein uns bekanntes musikalisches Gebilde hören, so können wir das als eine Vergleichung der in unserer Empfindung gegebenen Zeitwerte mit den in der Erinnerung aufbewahrten absoluten Zeitwerten betrachten. Die Fähigkeit, die Tempi zu beurteilen, hängt also jedenfalls damit zusammen, daß wir bestimmte Erinnerungsbilder absoluter Zeitwerte besitzen. Es ist nur ein etwas andersartiger Gebrauch der nämlichen Fähigkeit, wenn wir ein sicheres Bild von dem Zeitwert z. B. einer Sekunde haben, etwa einen Sekundentakt schlagen können, oder wenn wir bei einem gehörten Rhythmus angeben, wie viele Einzeleindrücke auf die Minute kommen. — Auch hier ist es kaum möglich, für die Leistung, namentlich gegenüber musikalischen Gebilden, eine zahlenmäßige Bestimmung zu geben. Unzweideutig aber lehrt die Erfahrung doch, daß der musikalische Zeitsinn auch in dieser Hinsicht ein sehr hohes Maß von Genauigkeit und Feinheit erreicht. Für ein uns bekanntes Musikstück ist uns in der Regel auch ein sehr annähernd bestimmtes Tempo geläufig, und wir erkennen es mit großer Genauigkeit, wenn eine Reproduktion von diesem uns gewohnten Tempo abweicht. Auch hierauf werden wir, mit Rücksicht auf den engen Zusammenhang der ästhetischen Eindrücke mit dem absoluten Tempo, weiter unten zurückzukommen haben.

Wir wenden uns zu der wichtigsten Art, in der der musikalische Zeitsinn zur Erscheinung kommt, der Wiedererkennung bestimmter zeitlicher Formen und Rhythmen. Auf die hierhergehörigen Tatsachen ist die

Aufmerksamkeit zuerst durch MACH gelenkt worden. Später sind sie von EHRENFELS[1]) im Zusammenhange mit seiner allgemeinen Lehre von den Gestaltqualitäten behandelt und untersucht worden. Die grundlegende Tatsache ist die, daß der zeitlichen Form als solcher (dem Rhythmus im weiteren Sinne) eine selbständige Bedeutung zukommt, daß also eine bestimmte zeitliche Form als solche gedächtnismäßig festgehalten und wiedererkannt werden kann. Wenn wir eine Melodie behalten haben und wiedererkennen, so kommen allerdings in der Regel neben dem Rhythmus auch die tonalen Verhältnisse mit in Betracht. Es hat indessen keine Schwierigkeiten, diese auszuschalten. Dies geschieht am einfachsten so, daß wir ohne irgendwelche Wechsel von Tonhöhe, Tonstärke usw. lediglich genau die gleiche akustische Empfindung in bestimmter zeitlicher Form wiederholt hervorrufen[2]). Die Erfahrung lehrt, daß wir alsdann häufig bestimmte, und zwar auch recht verwickelte Rhythmen mit Leichtigkeit aufzufassen und wiederzuerkennen vermögen. Auch können wir Empfindungen anderer Sinnesgebiete, des Tast- oder des Gesichtssinnes, in der gleichen zeitlichen Form erzeugen, indem wir den bekannten Rhythmus durch Beklopfen einer Hautstelle oder durch passende Bewegung eines sichtbaren Gegenstandes nachahmen. Es hat sich gezeigt, daß diese isolierte Darstellung des Rhythmus wenigstens häufig genügt, um eine uns geläufige Melodie wieder zu erkennen.

Die selbständige Bedeutung der zeitlichen Formen macht sich also, wenn wir den Sachverhalt ganz allgemein bezeichnen wollen, darin geltend, daß ihre Wiedererkennung von dem sinnlichen Empfindungsmaterial, in dem sie gegeben sind, mehr oder weniger unabhängig, insbesondere auch dann möglich ist, wenn das Empfindungsmaterial des neuen, wieder-

---

1) EHRENFELS, Über Gestaltqualitäten. Vierteljahrsschrift für wissenschaftliche Philosophie XIV. S. 249. 1890.

2) Auch in der Musik werden solche Unisonorhythmen nicht selten verwendet, worauf wir an anderer Stelle zurückkommen werden.

zuerkennenden Eindrucks ganz verschieden ist von dem, in dem wir den betreffenden Rhythmus zuerst kennen gelernt und dem Gedächtnis eingeprägt haben.

Ein weiterer Umstand, der hier noch besonderer Erwähnung bedarf, ist der, daß die Wiedererkennung zeitlicher Formen auch von dem absoluten Betrage der Zeitwerte, dem Tempo unabhängig ist. Eine Melodie wird wiedererkannt, auch wenn sie in einem Tempo zu Gehör gebracht wird, das von demjenigen, in dem wir sie zuerst kennen gelernt haben, und das uns geläufig ist, stark verschieden ist. Erst wenn die Abweichungen sehr groß sind, namentlich wenn durch eine sehr beträchtliche Verlangsamung die Auffassung des Rhythmus überhaupt Not leidet, wird auch die Wiedererkennung unmöglich werden.

Worauf die selbständige Bedeutung der zeitlichen Formen letzten Endes beruht, das ist eine Frage, die uns vor ebenso interessante wie schwierige Probleme stellt. Ich darf mich an dieser Stelle auf einige Andeutungen beschränken. Beachtenswert ist vor allem, daß die selbständige Bedeutung der Form uns nicht allein hier, sondern ähnlich, wenn auch nicht überall in gleich charakteristischer Ausprägung, auf den verschiedensten anderen Gebieten begegnet. So erkennen wir auch eine räumliche Form unabhängig von der absoluten Größe und Orientierung, unabhängig auch von der Farbe, in der die Umrisse ausgeführt sind usw. Wir erkennen auch den in einem Bilde dargestellten Gegenstand, wenn unter Verzicht auf die Farbenunterschiede nur die Helligkeitsverhältnisse der verschiedenen Teile nachgeahmt sind, ja sogar, wenn diese, wie beim photographischen Negativ in die entgegengesetzten verkehrt sind. Versucht man die physiologische Grundlage aller dieser Leistungen in ihrem tiefsten Grunde zu erfassen, so muß man davon ausgehen, daß es überall gewisse Formen sind, die als solche aufgefaßt, dem Gedächtnis eingeprägt und wiedererkannt werden. Es ist daher auch bezeichnender, statt des von EHRENFELS vorgeschlagenen Namens der „Gestaltqualitäten" von Formbegriffen zu sprechen. Weiter aber ist zu bedenken, daß das, was wir eine Form nennen, mag es sich nun um räumliche, zeitliche oder noch andere Arten von Formen handeln, letzten Endes immer durch die Beziehungen gegeben ist, die zwischen einzelnen Teilen eines zusammengesetzten psychischen Gebildes bestehen. So hebt sich denn als die maßgebende Tatsache die hervor, daß für die Spuren, die ein sinnliches Erlebnis hinterläßt, für die Ähnlichkeiten, die wir zwischen verschiedenen solchen Eindrücken wahrnehmen, und demgemäß auch für die Wiedererkennung nicht allein die einzelnen, durch räumliche oder zeitliche Zerlegung zu erhaltenden Teile, sondern gerade auch die zwischen diesen Teilen stattfindenden Beziehungen in Betracht kommen[1]).

Es bleibt uns übrig zu fragen, wie weit in den besprochenen Leistungen musikalischen Zeitsinnes individuelle Unterschiede bemerkbar sind, in welcher Weise, in welchem Umfange in diesen Hinsichten ein Unterschied musikalischer und nichtmusikalischer Personen erkennbar wird. Daß solche Unterschiede in erheblichem Betrage auftreten, das darf auf Grund alltäglicher Erfahrung unbedenklich behauptet werden. Jeder Musiklehrer weiß, daß der Sinn für rhythmische Verhältnisse verschiedenen Personen in sehr ungleichem Maße gegeben ist. Die Auffassung verwickelter Formen fällt dem Einen leicht, dem Anderen schwer. Bei der Reproduktion finden wir bei dem Einen eine außerordentlich präzise Einhaltung der geforderten Rhythmen, während Anderen kleinere oder größere Abweichungen unterlaufen. Beim Ensemblespiel tritt die Präzision der Rhythmik besonders deutlich hervor und wird mit Recht als ein wertvolles Merkmal der Musikalität geschätzt. Aber auch beim Hören von Musik macht sie sich darin bemerklich, daß der Eine mehr, der Andere weniger gegenüber Schwankungen des Rhythmus empfindlich ist und sie störend empfindet. Auch kann kein

[1]) Weiteres hierüber findet man in meiner Allgemeinen Sinnesphysiologie, S. 119 f.

Zweifel bestehen, daß diese Unterschiede vornehmlich auf angeborener Anlage beruhen. Der Mangel an rhythmischem Gefühl kann zwar durch sorgfältige und systematische Übung, die speziell darauf gerichtet ist, einigermaßen ausgeglichen werden. Doch aber bleibt das, was der Eine mit vieler Mühe und ausdauerndem Fleiß erreicht, noch weit zurück hinter dem, was Anderen als ein müheloses und gleichsam selbstverständliches Können zufällt. — Daß übrigens ein gewisses Maß für Zeitwerte, also auch ein gewisses Gefühl für rhythmische Verhältnisse jedem Menschen zukommt, daß es sich hier also überall nur um Unterschiede des Grades handelt, halte ich für selbstverständlich. Ich setze mich mit dieser Anschauung in einen gewissen Widerspruch gegen BILLROTH und will daher etwas genauer auf diesen Punkt eingehen. BILLROTH sagt (W. i. m. S. 26): „Es ist eine ziemlich allgemein verbreitete Annahme, daß jedem Menschen das Gefühl für Rhythmus angeboren ist. Ich halte diese Annahme nicht für richtig, weil ich mich aus meiner Militärdienstzeit erinnere, daß es Menschen gibt, welchen das rhythmische Marschieren ebensowenig beizubringen ist wie etwa das richtige Singen." B. hat speziell über diese Verhältnisse genauere Erkundigungen eingezogen, von deren Ergebnissen auch hier einiges mitgeteilt sei. In dem Bericht eines Divisionskommandeurs heißt es: „Es gibt Rekruten, welche nie lernen, rhythmisch zu marschieren; diese können nur als Handwerker, Wärter usw. verwandt werden, oder werden zur Kavallerie transferiert. Es gibt sehr Ungeschickte, welche erst in 8—10 Wochen, Ungeschickte, welche erst in 4—6 Wochen marschieren lernen, aber in der Truppe immer als schlecht marschierend kenntlich sind und dieselbe verunstalten. Es sind ungefähr 20—30%, zumal unter den Soldaten aus Gebirgsländern. Rumänen und Bosnier meinen oft gut zu marschieren und marschieren doch taktlos." — In einem anderen Bericht heißt es: „Wer nach 6 Wochen Übung nicht im Takt marschieren kann, erlernt es nicht mehr." Die Zahl der Ungeschickten wird aber hier weit niedriger, nur auf 2% veranschlagt. In einem dritten Bericht gar nur auf 0,1 bis 0,4%. BILLROTH schließt dann: „Man wird nach diesen (Beobachtungen) wohl kaum die Behauptung aufrecht halten können, daß rhythmisches Gefühl allen Menschen eigen ist; es gibt Menschen, denen das rhythmische Gefühl nicht angeboren und auch nicht beizubringen ist. Sie müssen absolut unmusikalisch sein.“ — Ich möchte dem wenigstens in dieser Form nicht ohne weiteres zustimmen. Die Fähigkeit, eigene Bewegungen gemäß einem wahrgenommenen Rhythmus zu gestalten, also im Takt zu marschieren oder zu tanzen, ist doch eine ganz bestimmte spezielle Betätigung des musikalischen Zeitsinnes. Es erscheint sehr denkbar, daß diese fehlt oder sehr mangelhaft entwickelt ist, während in anderen Hinsichten ein solcher doch vorhanden ist und vielleicht nur wenig hinter dem durchschnittlichen zurückbleibt. So darf man wohl fragen, ob jene Rekruten, die ein taktmäßiges Marschieren nicht erlernen konnten, nicht vielleicht ein Lied in ganz richtiger Rhythmik zu singen vermochten. — Wie stark die verschiedenen mit dem Zeitsinn zusammenhängenden Leistungen auseinanderfallen können, das lehrt eindrucksvoll die von BILLROTH selbst an späterer Stelle [1]) angeführte Tatsache, daß BEETHOVEN es nicht dazu gebracht habe, im Takt zu tanzen. Daß dieser große Musiker in anderen Beziehungen sogar einen überaus feinen Sinn für rhythmische Verhältnisse besessen hat, das steht natürlich außer Zweifel. Schon die große Rolle, die gerade die rhythmischen Gestaltungen in seinen Kompositionen spielen, läßt dies unzweideutig erkennen. Aber auch die Fähigkeit, eigene Bewegungen nach einem wahrgenommenen oder vorgestellten Rhythmus zu ordnen, kann ihm jedenfalls nicht allgemein gefehlt haben. Das geht schon aus seiner Betätigung als Pianist hervor, noch entscheidender daraus, daß er als Dirigent Chor- und Orchester-Aufführungen zu leiten imstande war. Daß er in dieser letzteren Hinsicht auf zunehmende Schwierig-

---

[1]) A. a. O. S. 79.

keiten stieß und zuletzt das Dirigieren ganz aufgeben mußte, als die zunehmende Taubheit es ihm unmöglich machte, das was die Instrumente spielten, zu hören, kann nicht wundernehmen und nicht als Gegenbeweis angeführt werden. Es sind also gerade nur die für den Tanz erforderlichen Körperbewegungen, deren rhythmische Ordnung ihm schwer fiel oder unmöglich war. Wenn, wie BILLROTH an der gleichen Stelle erzählt, auch eine bekannte und gefeierte Sängerin beim Tanzen nicht Takt hielt, so daß es unmöglich war, mit ihr zu tanzen, so werden wir daraus ganz das gleiche entnehmen können. Denn taktmäßig zu singen, muß sie ja doch jedenfalls imstande gewesen sein. Wir werden also beachten müssen, daß, wenn wir den Zeitsinn ganz unkompliziert prüfen wollen, wir uns an Leistungen einfachster Art, die Vergleichung von Zeitstrecken, die Wiedererkennung einfachster Formen u. dergl. halten müssen. Dagegen sind andere Funktionen, wie namentlich die Ausführung irgendwelcher Bewegungen in verwickelten zeitlichen Formen außer dem reinen Zeitsinn stets an Bedingungen anderer Art gebunden. Ihre Störung oder Behinderung kann daher in Umständen ihren Grund haben, die wir dem Zeitsinn im eigentlichen und strengen Sinn nicht zurechnen dürfen[1]).

Ich gehe dazu über, die Fähigkeit der Unterscheidung und Wiedererkennung für t o n a l e V e r h ä l t n i s s e zu besprechen, unter welcher Bezeichnung wir die ganze Beschaffenheit des Empfindungsmaterials im engeren Sinne, also Tonhöhe, Tonstärke, Klangart, kurzum alles mit Ausnahme der Zeitverhältnisse zusammenfassen wollen. Beginnen wir mit dem wichtigsten, der T o n h ö h e. Die Fähigkeit zu erkennen, ob zwei Töne von gleicher oder verschiedener Höhe sind, ist in der Musik von prinzipaler Bedeutung. Besondere Beachtung hat sie wohl auch deshalb gefunden,

[1]) Über Personen, die trotz eines in sonstigen Hinsichten ausgesprochen guten Sinnes für Rhythmus doch nicht taktmäßig zu tanzen vermochten, berichten auch HAECKER und ZIEHEN, Über die Erblichkeit musikalischer Begabung. Zeitschr. f. Psychologie 900. S. 252.

weil gerade in dieser Hinsicht große und leicht zu bemerkende Unterschiede bestehen. Man pflegt hier wohl von der Feinheit des musikalischen Gehörs zu sprechen, und zwar des relativen (im Gegensatz zu dem später zu erwähnenden absoluten Gehör). In der einfachsten Weise wird diese Fähigkeit so geprüft, daß wir einem Beobachter zwei Töne in unmittelbarer zeitlicher Folge zu Gehör bringen. Er hat anzugeben, ob ihm die beiden Töne gleich oder verschieden erscheinen, im letzteren Falle, ob der erste oder der zweite der höhere ist. In methodischer Hinsicht sind dabei mehrere Punkte zu beachten. Wenn die Unterscheidungsfähigkeit allein für Tonhöhen geprüft werden soll, so ist es geboten, die beiden Töne so zu wählen, daß sie in allen sonstigen Beziehungen, an Stärke, Klangart, aber auch zeitlicher Dauer übereinstimmen. Wir können ferner die beiden Töne statt in zeitlicher Folge auch gleichzeitig erklingen lassen. Man spricht in diesem Falle von einer simultanen Vergleichung, während in der zuerst erwähnten Form der Vergleich als sukzessiver bezeichnet wird. Die Erfahrung hat gelehrt, daß bei dem gleichzeitigen Erklingen zweier Töne die Abweichungen von der genau gleichen Stimmung mit besonders großer Genauigkeit erkannt werden. Es ist aber, wenn nicht immer, so doch sehr häufig, eine besondere Nebenerscheinung rein physikalischen Ursprungs, die dabei die Unterscheidung ermöglicht, nämlich das unter dem Namen der Schwebungen bekannte, rhythmisch abwechselnde Zu- und Abnehmen der Tonstärke. Wenn zwei Schwingungsvorgänge von ähnlicher Periode an derselben Stelle einwirken, so können sie je nach ihrem Phasenverhältnis sich zusammenwirkend additiv verstärken oder gegeneinander wirkend subtraktiv schwächen. Stimmen die Perioden nicht genau überein, so wechseln die Phasenverhältnisse beständig. Wenn daher auf unser Ohr gleichzeitig zwei Töne einwirken, deren Schwingungszahlen ein wenig verschieden, die gegeneinander „verstimmt" sind, so bekommen wir eine einheitliche Tonempfindung, die aber in beständigem periodischem Wechsel stärker und schwächer wird. Dies ist es, was wir als Schwebungen oder auch als Rauhigkeit bezeichnen. Die Verhältnisse werden durch die nachstehende Figur veranschaulicht, in der die unterbrochene und die dünne ausgezogene Linie zwei einzelne, gegeneinander etwas verstimmte Schwingungen darstellen. Die starke Linie ist die resultierende Wirkung beider, die mit dem Phasenverhältnis wechselt, am Anfang und Ende der Figur

Abb. 1. Schematische Darstellung der Entstehung von Schwebungen. Erklärung im Text.

ihren Höchstwert erreicht, in der Mitte auf ein Minimum herabsinkt. — Das Auftreten von Schwebungen ist nun ein außerordentlich feines Kriterium für die gleiche oder ungleiche Höhe von zwei gleichzeitig erklingenden Tönen; wir können Schwebungen zwischen zwei Tönen sehr deutlich hören, während uns dieselben Töne, nacheinander zu Gehör gebracht, noch keinen Unterschied erkennen lassen. Da nun aber bei der Wahrnehmung von Schwebungen ein Unterschied der Tonhöhe nicht im gewöhnlichen Sinne direkt erkannt, sondern aus einer Nebenerscheinung erschlossen wird, so erscheint es richtiger, das Verfahren, welches die Einmischung solcher Komplikationen gestattet, zu vermeiden und die Untersuchung auf die Methode sukzessiver Vergleichung zu beschränken.

In besonders auffälliger Weise kommt die Unterschiedsempfindlichkeit für Tonhöhen in der Fähigkeit zur Erscheinung, Töne, die einem gehörten gleich sein sollen, aktiv hervorzubringen, sie zu singen oder auf Instrumenten, die eine freie Variierung der Tonhöhe gestatten, zu spielen, also in der Befähigung „rein" zu singen bzw. zu spielen. Hier kommen denn auch die großen individuellen Verschiedenheiten, die in dieser Hinsicht auftreten, in der auffälligsten und bekanntesten Weise zur Geltung. Es gibt Kinder, die in zartestem Alter und ohne durch Unterricht darauf eingeübt zu sein, „glockenrein“ singen; es gibt andere, die trotz vielerlei Bemühung das niemals erlernen. Als Beispiel eines extremen Falles sei der in der physiologischen Optik viel genannte Physiker ARTHUR KÖNIG angeführt. Er vermochte erst dann zu erkennen, welcher von zwei Tönen der höhere, welcher der tiefere sei, wenn ihr Intervall mindestens eine Quart betrug.

Die sinnesphysiologische messende Untersuchung hat hier eine Anzahl von Tatsachen aufgedeckt, die auch im Hinblick auf musikalische Verhältnisse von einigem Interesse sind. Die Feinheit der Unterscheidung für Tonhöhen bemessen wir nach dem eben erkennbaren Intervall, d. h. nach dem Verhältnis der Schwingungszahlen zweier an der Grenze der Unterscheidbarkeit stehenden Töne. Das kleinste Intervall, dessen Erkennung unter günstigsten Umständen noch gelingt, ist dasjenige, bei dem die beiden Schwingungszahlen im Verhältnis 500/501 stehen, also etwa der sechzigste Teil eines Halbtons (8/9); ja selbst die Hälfte dieses Intervalls, also 1000/1001, ist gelegentlich noch als erkennbar angegeben worden. Abgesehen davon jedoch, daß das Erkennen eines so kleinen Höhenunterschieds nur wenigen Personen möglich ist, muß auch beachtet werden, daß diese Genauigkeit nur in einem nicht sehr ausgedehnten mittleren Bereich der ganzen Tonskala gefunden wird. Sie wird geringer, wenn wir uns von dieser Stelle, sei es nach der Seite der Höhe, sei es nach der der Tiefe entfernen, und innerhalb der höchsten sowie der tiefsten noch hörbaren Töne ist eine Unterscheidung von Tonhöhen gar nicht mehr möglich.

In dem zunächst betrachteten einfachsten Falle handelt es sich darum wahrzunehmen, ob zwei Töne genau gleich hoch sind, um die Erkennung des reinen Unisono, bzw. die Unterschiedsempfindlichkeit für Abweichungen von diesem. Umstände, von denen wir erst später zu sprechen haben, bringen es mit sich, daß, wenn die Schwingungszahlen zweier Töne in einem durch kleine ganze Zahlen angebbaren Verhältnis stehen, dem eine ganz ähnliche Bedeutung zukommt wie der genauen Gleichheit. Es sind dies die „konsonierenden" Intervalle der Oktave (1 : 2), der Quint (2 : 3), der Quart (3 : 4) usw. Wir sprechen von reinen Intervallen, wenn diese Verhältnisse genau eingehalten sind, von unreinen oder verstimmten Intervallen, wenn die Verhältnisse der Schwingungszahlen von jenen ausgezeichneten Werten abweichen. Im allgemeinen scheint die Fähigkeit zur Erkennung der reinen Intervalle der zur Erkennung der Gleichheit (des reinen Unisono) parallel zu gehen. Wir verstehen daher gewöhnlich unter der Feinheit des musikalischen Gehörs zusammenfassend beide Leistungen. Namentlich kommt es beim reinen Singen und reinen Spielen (der Streichinstrumente) auf das genaue Treffen jener ausgezeichneten Intervalle ebensosehr an wie auf das des Gleichklanges.

Ganz ähnlich, wie die Erkennung absoluter Zeitmaße eine Leistung bedeutet, die zwischen der Vergleichung und den gewöhnlichen Betätigungen des Gedächtnisses eine gewisse Mittelstellung einnimmt, so haben wir auch hier, ehe wir uns der Wiedererkennung musikalischer Tonfolgen zuwenden, das Gedächtnis für absolute Tonhöhen zu erwähnen. Dies ist es, was gewöhnlich kurz mit dem Namen des absoluten Gehörs bezeichnet wird. Nur wenige Personen sind imstande, wenn sie einen einzelnen Ton hören, ihn direkt nach seiner Stellung in der musikalischen Skala zu erkennen, ihn also als g oder d, als fis oder es zu bezeichnen und, was damit natürlich genau zusammenhängt, die Tonart, in der ein Stück steht, anzugeben. In manchen Hinsichten knüpft sich an diese Leistung ein besonderes Interesse[1]). Zunächst ist zu beachten, daß die Fähigkeit, gehörte Töne zu erkennen, mit der anderen, einen gewünschten Ton durch Singen oder Pfeifen anzugeben, zwar häufig, aber keineswegs immer verknüpft ist. Es ist daher nicht zulässig,

[1]) Vgl. hierüber meinen Aufsatz: Über das absolute Gehör Zeitschr. für Psychologie und Physiologie der Sinnesorgane 3. S. 257 1892.

die Bezeichnung „absolutes Tonbewußtsein", die für die letztere Leistung zutrifft, auch für die erstere zu verwenden[1]). Wie es scheint, ist das absolute Tonbewußtsein noch erheblich seltener als das absolute Gehör. Wenigstens findet man relativ häufig Personen, die das erstere besitzen, des letzteren aber ermangeln, während das Umgekehrte nicht vorzukommen scheint, auch durch den Zusammenhang der Dinge eigentlich ausgeschlossen ist. Wer sich das *a* jederzeit anzugeben imstande ist, kann natürlich durch den Vergleich damit auch jeden beliebigen gehörten Ton nach seiner Höhe bestimmen.

Das absolute Gehör zeigt zweifellos graduelle Abstufungen, worüber allerdings wenig genaue Untersuchungen vorliegen. Gewöhnlich wird nur beobachtet, ob der gehörte Ton in die musikalische Skala bei einer annähernd fixierten Stimmung eingereiht werden kann. Dies erfordert eine Genauigkeit der Wiedererkennung, die nicht erheblich über einen Halbton hinauszugehen braucht. Ein noch feineres absolutes Gehör liegt vor, wenn auch kleinere Abweichungen von der gewohnten Stimmung erkannt werden. Bekannt ist, was in dieser Hinsicht von MOZART überliefert ist. Er soll schon in sehr jugendlichem Alter mit Sicherheit erkannt haben, daß eine Geige um einen halben Viertel-Ton tiefer gestimmt war als vorher (?). Im übrigen stoßen messende Versuche in dieser Richtung auf große methodische Schwierigkeiten und sind wohl kaum angestellt worden.

Interessant ist, daß das absolute Gehör im Gegensatz zum relativen fast ausschließlich durch angeborene Anlage bestimmt wird. Bei denjenigen, die es besitzen, ist es in der Regel schon in früher Kindheit vorhanden; diejenigen, die seiner ermangeln, können es meist nicht erwerben, selbst wenn sie die Musik berufsmäßig betreiben und sich durch spezielle und systematische Übung darum bemühen.

[1]) Neuerdings sprechen HAECKER und ZIEHEN (a. a. O. S. 237) von „absolutem Tongedächtnis". Ich sehe keinen Anlaß, den in den Kreisen der Musiker eingebürgerten Ausdruck „Absolutes Gehör" fallen zu lassen.

In theoretisch-psychologischer Hinsicht ist besonders merkwürdig, daß die Möglichkeit einer absoluten Erkennung von Tönen in hohem Maß von der Klangart abhängt. Es kommt dabei, wie es scheint, vorzugsweise auf einen gewissen Reichtum an Obertönen an. Besonders leicht werden Töne des Klaviers erkannt, auch Geigen- und Trompetentöne, besonders schwer die „leeren" d. h., von Obertönen fast freien Töne der Stimmgabeln, aber auch gesungene Töne der menschlichen Stimme. Es verdient dies um so mehr bemerkt zu werden, als die Fähigkeit, einen Ton nachzusingen keine merkbare Abhängigkeit von der Klangfarbe zeigt[1]).

Noch ein anderer Umstand mag hier als merkwürdig erwähnt werden. In der Regel wird den verschiedenen Tonarten als solchen eine gewisse Stimmung zugeschrieben. So sollen G-Dur und D-Dur eine heitere Frische, C-Dur eine schlichte Feierlichkeit, Es-Dur einen prunkhaften Glanz, D-Moll und F-Moll eine leidenschaftlich bewegte, H-Moll eine düstere schmerzerfüllte Stimmung am besten ausdrücken. Man spricht also von einem „spezifischen Charakter" der Tonarten. Es wird wohl meist angenommen, daß die Tonarten nicht gerade für sich allein genügen, um einem Musikstück diesen oder jenen Charakter aufzuprägen, daß aber für Stücke der einen Art diese, für Stücke anderer Stimmung eine andere Tonart sich mehr eignet. So könnte z. B. BEETHOVENS Sonate pathéthique nicht aus C-Moll nach D- oder B-Moll, die Sinfonia eroica nicht aus Es- nach F-Dur transponiert werden, ohne daß der Eindruck beeinträchtigt und abgeschwächt würde. — Ich gestehe, daß ich dieser An-

[1]) Die Abhängigkeit des absoluten Gehörs von der Klangart erklärt es auch, daß, wie oben erwähnt, ein absolutes Gehör nicht immer mit der Fähigkeit verknüpft ist, einen bestimmten Ton z. B. singend anzugeben. Man könnte meinen, es sei hierzu doch nur erforderlich, einen beliebigen Ton sozusagen aufs Geratewohl zu singen; würde der nach seiner absoluten Höhe erkannt, so müsse es nun auch gelingen, irgendeinen anderen auf Grund des Intervalls, in dem er zu jenem steht, hervorzubringen. Dies ist aber nicht der Fall, wenn das absolute Gehör gerade gegenüber den selbstgesungenen Tönen versagt.

schauung immer sehr skeptisch gegenübergestanden habe. Wie soll man sie in Einklang bringen mit der Tatsache, daß die überwiegende Mehrzahl aller Personen, nämlich alle, die kein absolutes Gehör besitzen, gar nicht zu erkennen vermögen, ob sie einen C- oder einen D-Moll-Akkord, ob sie einen Es-Dur oder einen F-Dur-Dreiklang hören? Alle Wirkungen der Musik hängen für sie nur von den Intervallen, von den Verhältnissen der Tonhöhe aufeinander folgender oder gleichzeitig erklingender Töne ab. Diese aber bleiben, wenigstens wenn die temperierte Stimmung streng eingehalten wird, bei beliebiger Transponierung vollkommen ungeändert[1]). Ich bin daher auch überzeugt, daß die Vorführung eines bekannten Musikstückes in einer anderen als der vom Komponisten vorgeschriebenen und uns gewohnten Tonart, abgesehen von einer kleinen Minderzahl von Hörern, gar nicht bemerkt und empfunden werden würde.

Als Beweis für den spezifischen Charakter der Tonarten wird ferner angeführt, daß die meisten Komponisten für Stücke von einer gewissen Stimmung sich mit Vorliebe einer bestimmten Tonart bedient hätten; das weise doch darauf hin, daß sie zum Ausdruck und zur Hervorrufung der entsprechenden Gefühle gerade diese Tonart am geeignetsten gehalten haben. Man kann den behaupteten Sachverhalt, wenn auch mit starken Einschränkungen und Ausnahmen wohl zugeben. Fraglich ist aber, ob nicht der ursächliche

---

1) Außer Betracht bleiben hier ausgiebigere Veränderungen der absoluten Tonhöhe, mit denen eine deutliche Veränderung im Klange der betreffenden Schallquelle verknüpft ist, wie das namentlich für die menschliche Stimme gilt. Daß ein Lied einen anderen Eindruck macht, wenn es von einer Sopranstimme in hoher Lage, als wenn es von einer Altstimme in tiefer Lage gesungen wird, ist selbstverständlich und wird von niemandem bestritten werden. Aber das hat mit dem spezifischen Charakter der Tonarten nichts zu tun. — Ob bei den Streichinstrumenten ein Klangunterschied der Tonarten damit verknüpft sein kann, daß die „auf leerer Saite“ gespielten Töne in dem einen Falle diese, in dem anderen eine andere Stellung in der Skala haben, woran bisweilen gedacht worden ist, darüber möchte ich mich des Urteils enthalten, da ich selbst kein Streichinstrument spiele und daher in diesem Punkt keine Erfahrung besitze.

Zusammenhang ein ganz anderer ist. Nicht darum, möchte ich vermuten, hat BEETHOVEN die Eroica, sein fünftes Klavierkonzert in Es-Dur geschrieben, weil für Stücke von diesem Charakter und dieser Stimmung gerade Es-Dur besonders passend und wirkungsvoll wäre. Die Gründe, die die Wahl der Tonart bestimmten, mögen ganz zufällige und nebensächliche gewesen sein. Sehr wohl kann aber die Tatsache, daß diese besonders bekannten und eindrucksvollen Stücke nun einmal in Es-Dur stehen, genügen, um eine mehr oder minder feste Gedankenverbindung zwischen gewissen Gefühlskomplexen und der Es-Dur-Tonart herzustellen, die dann dazu führt, daß auch in weiteren Fällen für Stücke ähnlicher Stimmung die gleiche Tonart benutzt wird. Denn gewiß wird der Komponist häufig, wenn auch meist unbewußt, bei der Wahl der Tonarten durch die Erinnerung an frühere Werke, sei es eigne, sei es fremde, beeinflußt. Es kommt noch dazu, daß ein solcher Zusammenhang, wenn er einmal, auch nur schwach und andeutungsweise gegeben ist, sich der Natur der Sache nach leicht befestigen kann. Denn jede Komposition, bei der die Tonart gemäß einem solchen Zusammenhang bestimmt wird, führt natürlich dazu, ebendenselben Zusammenhang wieder zu begünstigen und zu verstärken. Ich neige also der Anschauung zu, daß der „spezifische Charakter der Tonarten“, soweit von einem solchen überhaupt die Rede sein kann, in einer durch Überlieferung und Gewohnheit entstandenen Vorstellungsverknüpfung seinen Grund hat, nicht aber in einer den Tonarten von Haus aus eigenen Art der ästhetischen Wirkung.

In den Kreisen der Musiker wird, glaube ich, das absolute Gehör meist als eine besonders wertvolle Gabe geschätzt. Sicher ist, daß es gewisse Formen musikalischer Betätigung, wie Ensemblespielen, Dirigieren u. a. in sehr angenehmer Weise erleichtert. Ob es ein sicheres Kriterium einer auch in allen anderen Hinsichten ausgezeichneten Musikalität ist, darf gleichwohl bezweifelt werden. Wenigstens finden wir es nicht selten bei Personen, die zwar nach gewöhnlichem

Maßstabe als gut oder auch sehr gut musikalisch veranlagt bezeichnet werden, aber z. B. eine schöpferische Produktivität von irgendwelcher größeren Bedeutung nicht besitzen. Andererseits ist bekannt, daß selbst bedeutende Musiker kein absolutes Gehör besessen haben. STOCKHAUSEN berichtet dies von sich selbst und von MEYERBEER[1]).

Wir haben uns nun wiederum den Leistungen des Gedächtnisses, und zwar vor allem der Erkennung musikalischer Gebilde zuzuwenden. Während wir aber vorhin zu prüfen hatten, wieweit eine solche auf Grund ausschließlich rhythmischer Verhältnisse, unter Ausschaltung jeder tonalen Differenzierung möglich ist, handelt es sich nunmehr darum, wie sie sich gestaltet, wenn sie sich gerade auf die tonalen Verhältnisse stützt, die Mitwirkung der zeitlichen Formen aber verhindert oder beseitigt ist. Um dies experimentell zu untersuchen, kann man die Töne einer Melodie, statt in dem richtigen Rhythmus, alle mit der gleichen Dauer und in dem gleichen zeitlichen Zwischenraum erklingen lassen. Die Erfahrung lehrt, daß eine Erkennung zuweilen möglich ist, oft auch nicht gelingt. Man wird aber immer im Zweifel bleiben, ob die rhythmischen Verhältnisse für die Wiedererkennung wirklich ganz ausgeschaltet sind, um so mehr, je mehr auch in dem richtigen Rhythmus eine Folge gleicher zeitlicher Zwischenräume vertreten ist. Wie dem auch sein mag, jedenfalls beruht das musikalische Gedächtnis, so wie es für gewöhnlich zur Geltung kommt und beobachtet wird, zum Teil auf den rhythmischen, zum Teil auf den tonalen Verhältnissen. Trotz dieser Komplikation lassen sich eine Anzahl von Tatsachen, die sich auf das tonale Gedächtnis

---

[1]) Gesangsmethode S. 1.

Es ist zu bedauern, daß die Musiker diesem Gegenstande wenigstens unter den Gesichtspunkten, die für den Psychologen von Interesse sind, so wenig Aufmerksamkeit gewidmet haben. Exakte Beobachtungen z. B. mit Berücksichtigung der Klangart, mit Auseinanderhaltung des absoluten Gehörs und des absoluten Tonbewußtseins, sind selten angestellt worden. In den Lebensbeschreibungen der bekannten Musiker vermißt man in der Regel eine Angabe darüber.

beziehen, unzweideutig feststellen. So zeigt sich leicht, daß an diesem die Bedeutung mehrerer, mindestens zweier Umstände auseinander gehalten werden muß. In erster Linie sind für die Wiedererkennung die melodischen Verhältnisse maßgebend, also die Aneinanderreihung einzelner Töne, die, abgesehen vom Rhythmus, in bestimmten Beziehungen der Höhe zueinander stehen. Die Erfahrung lehrt, daß es dabei auf das Intervall, das Verhältnis der Schwingungszahlen ankommt. Haben wir eine Folge von zwei oder mehr Tönen gehört, so erkennen wir eine weitere Folge als mit jener übereinstimmend, als dieselbe Melodie wieder, wenn zwischen den aufeinanderfolgenden Tönen der einen und der anderen Reihe die gleichen Intervalle bestehen. Wird die absolute Höhe aller Töne in demselben Verhältnis vermehrt oder vermindert, so wird dies von den meisten Personen gar nicht bemerkt. Aber auch wenn dies der Fall ist, wie bei den mit einem absoluten Gehör begabten Personen, tut dies dem Eindruck, daß die gleiche Melodie gehört werde, keinen Eintrag. Dies ist es, was wir als die melodische Bedeutung der Intervalle bezeichnen. Wir müssen hierin eine Tatsache der physiologischen Akustik von grundlegender Bedeutung erblicken, die sich übrigens einer befriedigenden Erklärung vorderhand entzieht.

Daneben aber kommt, sobald mehrere Töne gleichzeitig erklingen, auch der Aneinanderschluß der Harmonien in Betracht. Die Gestaltung der harmonischen Verhältnisse, namentlich die Harmonienfolge, wird bei der Wiedererkennung musikalischer Gebilde zwar nur selten von so entscheidender Bedeutung sein, wie die Melodien, kann aber unter Umständen doch mehr oder weniger ins Gewicht fallen. Manche andere Merkmale mögen in ähnlicher Weise ins Spiel kommen, so z. B. die Stärkeverhältnisse der aufeinanderfolgenden Töne. Abzuwägen, wieviel dem einen und dem anderen zukommt, wäre um so mehr gegenstandslos, als es sich ja sicher nicht um eine additive Zusammenfügung der einzelnen Erfolge handelt, sondern um eine ganz andere Form des Zusammenwirkens. Für die assoziativen Erfolge kommt das musikalische Gebilde mit seiner rhythmischen Form, seiner melodischen und harmonischen Gestaltung, mit den Stärkeverhältnissen der aufeinanderfolgenden Töne als ein unteilbares Ganzes zur Geltung. Ein Gedächtnis, das in der gewöhnlichen Weise auf dem Zusammenwirken aller Faktoren, des Rhythmus und der verschiedenen tonalen Verhältnisse beruht, kann man etwa Totalgedächtnis nennen. Auf seine Leistungen und Erscheinungsweise ist hier noch etwas genauer einzugehen. Wie oben schon erwähnt, ist die Wiedererkennung, d. h. also die assoziative Verknüpfung mit Namen u. dgl. nicht die einzige, ja wohl nicht einmal die wichtigste im Gebiet der Musik zu beobachtende Gedächtnisleistung. Was wir hauptsächlich unter musikalischem Gedächtnis verstehen, besteht vielmehr in dem „Auswendigwissen" musikalischer Gebilde. Und dieses beruht auf dem inneren Zusammenhang seiner in zeitlicher Folge gegebenen Teile. Die Vorstellung jedes Teiles ruft die des folgenden in die Erinnerung, und so ergibt sich die Möglichkeit, ein zeitlich sehr ausgedehntes Gebilde entweder durch eine freie Betätigung der Einbildungskraft zu reproduzieren, gewissermaßen an uns vorübergleiten zu lassen, oder auch, wie beim Auswendig-Spielen, durch den Vortrag auf einem musikalischen Instrument, evtl. mittels der eigenen Stimme (auswendig singen) in der richtigen Folge der Teile zu Gehör zu bringen. Diese Leistungen sind es, an die wir in erster Linie denken, wenn von musikalischem Gedächtnis die Rede ist. An ihnen treten denn auch die individuellen Unterschiede am auffälligsten hervor. Daß manche in vielen Hinsichten musikalisch gut begabte Personen es nicht zu Wege bringen, ein kleines Stückchen auswendig zu spielen, wurde vorhin schon erwähnt. Wenn andererseits die Virtuosen des Konzertsaales für den auswendigen Vortrag ein fast unbegrenztes Programm schwierigster und kompliziertester Stücke beherrschen, wenn manche unserer großen Dirigenten sogar die Aufführung großer vokaler oder instrumentaler Werke ohne Benutzung der Partitur aus dem Gedächtnis leiten, so haben diese Leistungen selbst für denjenigen etwas Verblüffendes, der sich in dieser Hinsicht einer mittleren Begabung erfreut und etwa eine BEETHOVENsche Klaviersonate ohne Noten zu spielen vermag. — Bemerkenswert ist dabei auch die Leichtigkeit und Geschwindigkeit, mit der die Aufnahme ins Gedächtnis, das Behalten stattfindet. Für die Minderbegabten ist die „mater studiorum", die repetitio unerläßlich. Die auswendige Beherrschung tritt dann nach längerer und wiederholter Beschäftigung mit einem Stücke, etwa zum Zwecke technischen Studiums, von selbst ein, oder wird sogar erst durch besonders darauf gerichtete Bemühung erreicht, das Stück muß auswendig gelernt werden. Für die hervorragenden Talente genügt es, ein Stück nur ein oder wenige Male gehört, ja selbst nur in Noten gelesen zu haben, um es dem Gedächtnis sicher einzuprägen.

In engem Zusammenhange mit dem bisher Betrachteten steht noch ein Weiteres. Von dem musikalischen Gedächtnis im gewöhnlichen Sinne, also der Fähigkeit, gehörte Tonfolgen in der Vorstellung zu reproduzieren oder auch ausführend zu Gehör zu bringen, können wir noch die Genauigkeit und Deutlichkeit der Erinnerungsbilder unterscheiden. Es ist ein großer Unterschied, ob diese den verschwommenen Charakter besitzen, bei dem eine Menge von mehr oder weniger Ähnlichem zusammengeworfen wird, oder ob sie das einzelne in seiner vollen individuellen Gestaltung aufweisen, ob also z. B. die Klänge der verschiedenen Instrumente, die feineren Details der Stärke und Tempoverhältnisse in der Erinnerung ausgeprägt sind. Gerade diese Deutlichkeit, die Fülle der Einzelheiten ist es, was bei dem musikalischen Vorstellen der hervorragend Begabten unsere Bewunderung erregt. Auf ihr beruht es, daß solche Personen beim Lesen einer Partitur sich ein so eindrucksvolles und wirksames Bild von dem Klange des betreffenden Musikstückes machen können, daß es fast in jeder Hinsicht das wirkliche Hören zu ersetzen geeignet ist. So genügt, wie erwähnt, das Lesen zur Einprägung ins Gedächtnis; es genügt aber namentlich auch um die gefühlsmäßigen Wirkungen zu erleben und zu beurteilen[1]).

Die Begabung kommt also in dem ganzen Reichtum, der Genauigkeit und Deutlichkeit unseres musikalischen Vorstellungslebens zur Erscheinung.

Worin diese Erscheinungen ihren Grund haben, welche psychologischen oder physiologischen Unterschiede zwischen der deutlichen und der undeutlichen, der präzisen und der verschwommenen Vorstellung bestehen, ist nicht leicht in befriedigender Weise anzugeben. Es ist hier nicht der Ort genauer darauf einzugehen. Doch sei darauf hingewiesen, daß wir im Gebiete der anderen Sinne, vor allem des Gesichtssinns ganz den gleichen Erscheinungen begegnen. Auch die optisch wahrnehmbaren räumlichen Gebilde werden von vielen nur in unbestimmter und verschwommener Weise aufgefaßt, wobei selbst stark Verschiedenes verwechselt wird, feinere Einzelheiten der Beobachtung entgehen. Im Gegensatz dazu erfüllt es uns mit Bewunderung, was ein Mensch von hoher optischer Begabung und Ausbildung an einer Landschaft, einer Architektur, einem menschlichen Antlitz wahrzunehmen vermag, welchen Grad von Deutlichkeit sein Erinnerungsbild solcher Gegenstände besitzt, welche Fülle von Einzelheiten darin enthalten sind. Die optische Seite unseres Vorstellungslebens weist also ganz ähnliche individuelle Unterschiede auf, wie die akustische und speziell die musikalische.

Kommen wir zum Abschluß dieses Kapitels auf die individuellen Unterschiede zurück, so zeigt sich, daß wir im Hinblick auf die intellektuelle Verarbeitung und Verwertung

---

[1]) Ob freilich dieser Ersatz jemals ein vollständig gleichwertiger werden kann, darf wohl bezweifelt werden. So möchte ich insbesondere aus allgemein psychologischen Gründen vermuten, daß die gefühlsmäßigen Wirkungen der nur gelesenen Musik an Eindringlichkeit und packender Gewalt doch stets hinter dem zurückbleiben werden. was beim wirklichen Hören erreicht werden kann.

musikalischer Eindrücke wohl von einer intellektuellen Musikalität sprechen dürfen. Dieselbe umfaßt aber mehrererlei, was wir als besondere „Merkmale der Musikalität“ auseinanderhalten müssen. Und zwar sind es in der Hauptsache deren drei, die wir hier kennengelernt haben. Wir können sie als den Sinn für Rhythmus, als das musikalische Gehör und als das musikalische Gedächtnis bezeichnen. Dabei dürfen wir freilich nicht unterlassen zu betonen, daß jedes dieser Merkmale nicht nur in verschiedener Höhe und Entwicklung gegeben sein kann und insofern eine gradweise Abstufung zuläßt, sondern daneben von Fall zu Fall noch manche individuelle Unterschiede erkennen läßt.

Zweites Kapitel.

Die Grundlagen des musikalisch Schönen.

Die Betrachtung der gefühlsmäßigen Wirkungen der Musik führt uns auf ein überaus verwickeltes Gebiet seelischen Geschehens. Denn einerseits sind die psychologischen Erfolge, die hier in Frage kommen, von großer Mannigfaltigkeit und stehen dabei untereinander in einer Fülle von Beziehungen. Andererseits aber ist der Zusammenhang zwischen diesen seelischen Vorgängen und den sie auslösenden Sinneseindrücken keineswegs ein streng fixierter; er unterliegt vielmehr mannigfaltigen Wandlungen und Entwicklungen. Für den zweckmäßig einzuhaltenden Gang unserer Darstellung ist nun die Tatsache bestimmend, daß die gefühlsmäßigen Wirkungen, die die Musik überhaupt auf unser Gemüt ausüben kann, von zweierlei Art sind. Die Musik kann eine Anzahl auch sonst wohl bekannter, unter dem Namen der Emotionen zusammengefaßter seelischer Zustände, wie namentlich Freude und Trauer, aber auch viele andere, hervorrufen oder, wie wir vielleicht besser sagen, sie ausdrücken, d. h. an sie erinnern. Es ist aber nicht möglich, den wichtigsten aller musikalischen Eindrücke, den des musikalisch Schönen ganz auf solche Emotionen von anderer Bedeutung zurückzuführen oder in sie aufzulösen. Wie namentlich HANSLICK[1]) überzeugend dargetan hat, ist vielmehr der Eindruck des musikalisch Schönen ein durchaus eigenartiger, unvergleichbarer und selbständiger.

Es liegt in der Natur der Dinge, daß wir für diese Tatsache, wie für zahlreiche ähnliche, einen eigentlichen Beweis nicht erbringen können. Sie können nur als Ergebnis eigenen

---

1) EDUARD HANSLICK, Vom musikalisch Schönen. Leipzig 1854.

Erlebens und aufmerksamer Selbstbeobachtung bestätigt werden. Auch daß das Gefühl der Scham, der Reue, des Komischen Erlebnisse eigener Art sind und nicht in andere aufgelöst, auf sie zurückgeführt werden können, davon läßt sich nur durch eigene Erfahrung eine Überzeugung gewinnen, während es sich einem Beweis entzieht. Ich zweifle aber nicht, daß die überwiegende Mehrzahl aller Personen, mindestens aller derjenigen, die die gefühlsmäßigen Wirkungen der Musik überhaupt kennen, also „musikalisch" sind, und die in derartigen Beobachtungen einige Übung und Erfahrung besitzen, dazu gelangen werden, jener von HANSLICK vertretenen Anschauung zuzustimmen, das musikalisch Schöne also als einen Eindruck sui generis anzuerkennen. Man lasse, um aus den sich zahllos aufdrängenden Beispielen ein beliebiges herauszugreifen, den Anfang der MOZARTschen Klaviersonate Nr. 2 auf sich einwirken. Man wird unzweideutig bestätigen, daß in das, was wir dabei empfinden, weder Freude noch Schmerz, noch ein anderes den Emotionen zuzurechnendes Gefühl sich einmischt. Es ist rein und ausschließlich ein Gefühl besonderer Art, das Wohlgefallen an musikalischer Schönheit. Die gleiche Erfahrung wird man in unzähligen anderen Fällen machen.

Allerdings ist es notwendig, gewisse Mißverständnisse und Verwechslungen dabei zu vermeiden. Zunächst müssen wir beachten, daß, wenn wir die spezifische Natur des musikalisch Schönen behaupten, damit nicht eine allemal ganz gleiche, etwa nur dem Grade, der Stärke nach abstufbare Beschaffenheit jenes seelischen Zustandes gemeint sein soll. Mit dem Sinn unserer Behauptung ist durchaus vereinbar, daß jener Eindruck eine große Mannigfaltigkeit spezieller Gestaltungen zuläßt, daß er in verschiedenen Nuancen oder Färbungen vorkommt. Dies dürfte in der Tat der Fall sein. Ja, es könnte sogar sein, daß er in seelische Zustände, die wir ihm nicht mehr zurechnen, ohne scharfe Grenze, in stetiger Abstufung übergeht. Wir werden auf diese Frage später zurückkommen. Hier genügt es uns festzustellen, daß jene

Behauptung einer spezifischen unvergleichbaren Natur des musikalisch Schönen in großem Umfange zutrifft und daß wir diese Fälle als ganz reine und typische in Anspruch nehmen können. — Sodann ist zu erwähnen, daß der Eindruck des musikalisch Schönen, wie der des Schönen überhaupt, der eines Wohlgefallens ist. Er hat daher stets eine gewisse Lustbetonung und steht einer freudigen Erregung mehr oder weniger nahe. Wir dürfen aber den Eindruck des musikalisch Schönen nicht damit verwechseln, daß die Musik eine freudige Stimmung ausdrückt oder hervorruft, und wir werden nicht versuchen können, das Gefühl des musikalisch Schönen auf das der Freude zurückzuführen und mit ihm zu identifizieren. Dies geht schon daraus hervor, daß das Gefühl des Schönen, des ästhetischen Wohlgefallens, ebensogut wie mit der freudigen auch mit der entgegengesetzten Stimmung und ihrem Ausdruck vereinbar ist. Ein Stück, das in ausgeprägter Weise auf schmerzliche Gefühle gestimmt ist, wie z. B. ein Trauermarsch, kann trotzdem mit höchster Intensität als schön empfunden werden. In dem verwickelten und zusammengesetzten seelischen Zustande, den es hervorruft, ist jenes Gefühl ästhetischen Wohlgefallens neben den Regungen der Trauer enthalten; beides ist in eigenartiger Weise miteinander verschmolzen. Das würde nicht möglich sein, wenn das Gefühl des musikalisch Schönen schlechtweg auf das der Freude zurückzuführen wäre und in ihm bestände. Es ist eben etwas spezifisch anderes und von Freude und Schmerz, wenn auch vielleicht nicht in jedem Sinne unabhängig, doch durchaus verschieden und für die psychologische Betrachtung auseinanderzuhalten.

Dem Gesagten zufolge werden wir in der folgenden Besprechung das musikalisch Schöne von den sonstigen gefühlsmäßigen Wirkungen der Musik zu trennen haben. Ich will hier das musikalisch Schöne voranstellen als dasjenige, worin das Wesen der Musik am reinsten und ohne Beimischung fremder Elemente zur Erscheinung kommt. Mit den anderen Beziehungen der Musik zu unserem Gemütsleben werden wir uns im folgenden Kapitel zu beschäftigen haben. Dort wird sich denn auch herausstellen, ob für sie alle eine einheitliche Bezeichnung möglich ist, oder ob wir bei einer unübersehbaren Fülle des einzelnen uns auf die gleichsam negative Charakterisierung beschränken müssen, daß sie vom musikalisch Schönen verschieden sind, dasselbe jedenfalls nicht ohne Komplikationen und Beimischungen enthalten.

Ehe ich in den Gegenstand eintrete, sei noch eine allgemeine Bemerkung vorausgeschickt. Wie schon vorhin kurz berührt, sind die gefühlsmäßigen Wirkungen der Musik auf unser Gemüt nicht durch feste Regeln unabänderlich festgelegt, sondern beständigen Wandlungen und Entwicklungen unterworfen. Es empfiehlt sich daher, sie nicht sogleich in ganzer Vollständigkeit ins Auge zu fassen, sondern zunächst in jedem Gebiet gewisse einfachste Verhältnisse zu behandeln, die für solche Entwicklungen, Umgestaltungen und Ergänzungen den A u s g a n g s p u n k t abgeben, sodann aber gewisse ganz allgemeine Prinzipien darzulegen, denen gemäß überall die fortschreitende Ausbildung und Wandlung sich vollzieht.

Indem wir nun in dieser Weise uns anschicken, die letzten Grundlagen oder die ersten Ausgangspunkte des musikalisch Schönen aufzusuchen, begegnen wir sogleich wieder jener doppelten Natur der musikalischen Verhältnisse, die schon mit Bezug auf die intellektuelle Verarbeitung als maßgebend zugrunde gelegt wurde. Auch hier haben wir die r h y t h m i s c h e n und die t o n a l e n Verhältnisse zu unterscheiden. Daß an der musikalischen Schönheit Rhythmus und Tonalität beteiligt sind, daß man diese beiden nicht eliminieren kann, ohne das Gefühl der Schönheit aufzuheben, leuchtet ein. Zugleich aber wird ersichtlich, daß wir hier zwei ganz verschiedene, mehr oder weniger unabhängige Quellen des Schönheitseindruckes vor uns haben.

Indem wir mit dem R h y t h m u s beginnen, ist als grundlegend die Tatsache zu erwähnen, daß gewisse zeitliche Formen in der Aufeinanderfolge von Gehörsempfindungen uns einen angenehmen, wohlgefälligen Eindruck hervorrufen. Welche sind dies, und können wir dafür eine Erklärung versuchen? Man wird hier, glaube ich, an die Spitze die einfache Tatsache stellen müssen, daß die einfachste aller regelmäßigen Formen, nämlich die taktmäßige Wiederholung derselben Empfindung in gleichen zeitlichen Zwischenräumen, also das, was wir im engeren Sinne eine Rhythmik nennen, an sich etwas Befriedigendes und Wohltuendes hat. Indem wir an die Betrachtung verwickelterer Verhältnisse herantreten, müssen wir an die Tatsachen wieder anknüpfen, die vorhin schon im Hinblick auf die rein intellektuelle Vergleichung von Zeitstrecken zu erwähnen waren. Wir sahen hier, daß wenigstens bei der uns geläufigen Musik ein ganz bestimmter Zeitwert, der Takt, von besonderer Bedeutung ist, und daß alle übrigen interessierenden Zeitstrecken sich aus ihm ergeben, teils, indem er eine Anzahl von Malen wiederholt, teils indem er in eine Anzahl gleicher Teile zerlegt wird: ganze Vielfache und Bruchteile des Taktes. Wir konnten uns dort mit der Feststellung begnügen, daß jedes musikalische Gebilde, sofern es über einfachste Formen und kleinste Abmessungen hinausgeht, in einer fast unbegrenzten Fülle die Abgrenzung von Zeitstrecken gestattet, die in genau bestimmten Größenverhältnissen zueinander stehen, insbesondere auch einander gleich sind. Hier würden wir nun genauer zu untersuchen haben, von welcher Beschaffenheit denn jene rhythmischen Formen sein müssen, um ästhetisch wirksam zu werden. Auch müssen wir versuchen, für diese ästhetische Bedeutung, namentlich für die Erzeugung des Eindruckes des musikalisch Schönen eine Erklärung zu finden, mindestens sie durch die Aufweisung allgemeiner Prinzipien, denen sie sich unterordnet, unserem Verständnis nahe zu bringen. Es ist zu diesem Zwecke belehrend, irgendein bestimmtes musikalisches Gebilde genauer zu betrachten. Ich wähle dazu das Menuett aus dem SCHUBERTschen Oktett op. 166.

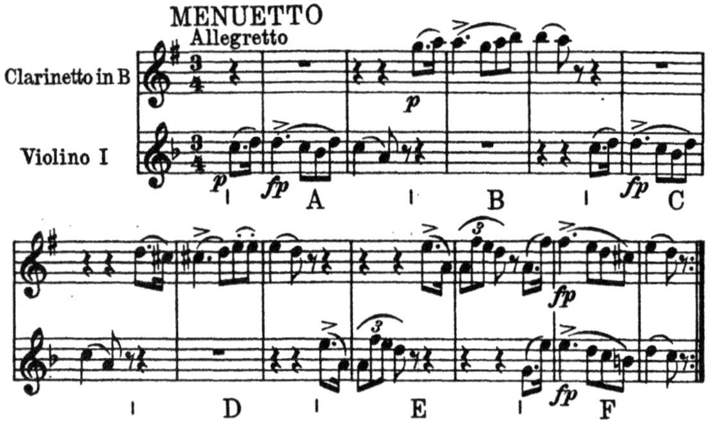

In dem vorstehenden Abdruck des ersten Teils beschränke ich mich auf die Wiedergabe der die Melodie tragenden Instrumente, der Klarinette und der ersten Geige. Außerdem zerlegen wir den ganzen ersten Teil in sechs Abschnitte, die mit den Buchstaben A bis F bezeichnet sind. Man bemerkt zunächst, daß der Abschnitt B zu A in engerer Beziehung steht; er hat die gleiche Gesamtdauer und entsprechende rhythmische Gliederung, so daß B als eine, freilich in gewisser Weise variierte Wiederholung von A empfunden wird. In derselben Beziehung steht D zu C und F zu E. Ähnliche Beziehungen bestehen nun aber auch zwischen A, C und E und somit auch zwischen A + B, C + D, und E + F. So erscheint das ganze Gebilde aus drei einander entsprechenden und in gewisser Hinsicht übereinstimmenden Teilen aufgebaut, deren jeder wieder in ähnlicher Weise aus zwei Unterteilen sich zusammensetzt. — Alle diese Verhältnisse kann man als die Architektonik des Stückes zusammenfassen. Ich rechne es hier nicht zu meiner Aufgabe, den verschiedenen Formen, die sie gestattet, nachzugehen oder die Regelmäßigkeiten, die sie bietet, erschöpfend zu entwickeln. Sicher ist, daß hier eine Reihe von Beziehungen der Gleichheit und der Symmetrie maßgebend hervortreten, und wir bezeichnen hiermit auch die Quelle, aus der unser ästhetisches Wohlgefallen hier in erster Linie fließt: es ist das

Gefühl einer übersehbaren Ordnung, welches hier wohlgefällig wirkt.

Hieraus erklärt sich auch die beherrschende Bedeutung, die den durch kleine ganze Zahlen auszudrückenden Verhältnissen zukommt. Von direkter ästhetischer Wirkung ist es im Grunde nur, wenn eine Strecke einer anderen gleich ist, oder wenn sie das Doppelte oder Dreifache derselben ausmacht. Nur der Zweier- oder Dreier-Rhythmus sind vollkommen übersehbar und werden direkt aufgefaßt. Schon im Vierer-Rhythmus bemerken wir die zweimalige Wiederholung eines Zweier-Rhythmus. Er kommt also nicht direkt als solcher zur Geltung, sondern wird unter Mitwirkung eines psychologischen Vorgangs aus den einfacheren Verhältnissen aufgebaut. Der Fünfer- und Siebener-Rhythmus werden selten verwendet und behalten wohl stets etwas Bizarres und Unnatürliches. Sie werden auch nicht direkt aufgefaßt, sondern wir müssen durch einen besonderen intellektuellen Akt uns klarmachen und einprägen, daß ein Zweier- und ein Dreier-, ein Dreier- und ein Vierer-Rhythmus in regelmäßiger Abwechselung aufeinanderfolgen[1]).

Wir haben hiermit einen der Ausgangspunkte erfaßt, aus dem sich das Gefühl für rhythmische Schönheit entwickelt. Sicher aber können wir die ästhetischen Wirkungen des Rhythmus nicht restlos hierauf zurückführen. Vielmehr gibt es noch eine andere Grundlage derselben, die von jener ganz verschieden, ja ihr gewissermaßen entgegengesetzt ist. Betrachten wir z. B. das Thema, auf dem der vorhin analisyerte Satz sich aufbaut, also lediglich die Figur

[1]) Merkwürdig ist, wie schnell und vollständig man sich an solche ungewöhnlichen Rhythmen gewöhnt, wenn sie uns in einer bestimmten musikalischen Verwendung begegnen. Im 2. Satze von BRAHMS' Klaviertrio C-moll op. 101 folgen immer ein Takt im $^3/_4$- und zwei Takte im $^2/_4$-Rhythmus in regelmäßigem Wechsel auf einander. Ich erinnere mich, den Satz zu Anfang immer mit einigem Mißbehagen gespielt zu haben; ich empfand dabei ein fast dem Schwindel vergleichbares Gefühl der Unruhe. Sehr bald aber hat sich das so sehr abgestumpft, daß ich beim Spielen des Stückes kaum mehr das Gefühl von etwas Auffälligem habe.

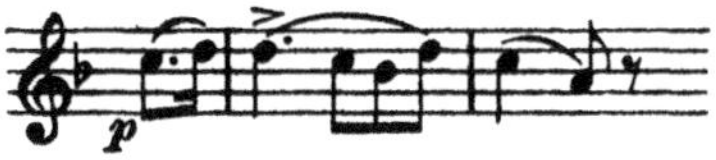

ohne Wiederholung und Abänderungen, so läßt sich gewiß nicht bestreiten, daß sie in hohem Maße reizvoll ist, obgleich von einer Architektonik, von einer übersehbaren Ordnung doch kaum die Rede sein kann. Noch deutlicher tritt diejenige Wirkung der rhythmischen Form, die ich hier im Auge habe, hervor, wenn wir durch die Beschränkung auf die Wiederholung desselben Tones die tonalen Verhältnisse gewissermaßen eliminieren, beim Unisono-Rhythmus. Man denke z. B. an den Anfang des zweiten Satzes in BEETHOVENS F-Dur-Quartett op. 59

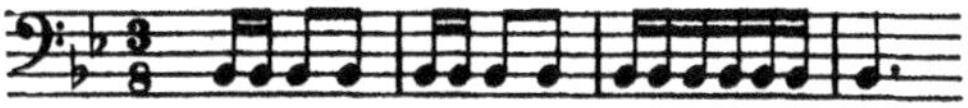

oder an die Takte, mit denen derselbe Tondichter den Allegro-Satz der A-Dur-Symphonie einleitet:

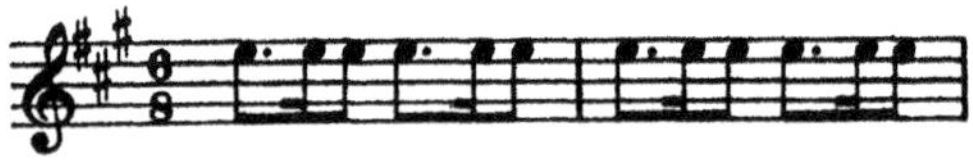

Sicher liegt hier der Reiz nicht in einer erkennbaren Regelmäßigkeit, einem architektonischen Aufbau, sondern in etwas ganz anderem. Überall finden wir ja, daß die freie Betätigung unserer Einbildungskraft uns Freude macht. Man pflegt daraufhin wohl von einem Spieltrieb zu sprechen. Offenbar ist es auch ein gewisser Spieltrieb, der uns vermöge einer durch keine ersichtliche Regel beengten bunten Mannigfaltigkeit rhythmischer Gestaltungen ergötzt, durch das Auftreten des Unerwarteten überrascht und unterhält, durch die Aneinanderreihung von Gegensätzlichem oder Verschiedenartigem interessiert.

Wenn wir in der übersehbaren Ordnung einerseits, in der Freude am Mannigfaltigen andererseits den Grund für unser Wohlgefallen an rhythmischen Gestaltungen, die beiden Quellen der auf Verhältnissen des Rhythmus beruhenden musikalischen Schönheit erblicken, so bedarf dies freilich in mehreren Richtungen einer ergänzenden Hinzufügung.

Erstlich ist zu beachten, daß diese beiden Faktoren nicht unabhängig voneinander zur Geltung kommen und die Gefühle des Wohlgefallens, die der eine und andere erregt, sich etwa additiv zusammenfügen. Gerade ihre Vereinigung an demselben Objekt bedingt eine eigenartige Verbindung. Indem dasselbe Gebilde einerseits sich der ordnenden Regel einfügt, andererseits aber doch der frei spielenden Einbildungskraft Raum läßt, entsteht das eigenartige Gefühl der musikalischen Schönheit, in der die beiden Faktoren zu einer psychologischen Einheit verschmolzen sind.

Sodann ist hier der Ort, daran zu erinnern, daß wir uns hier nur die Aufgabe stellen konnten, für das Gefühl der rhythmischen Schönheit die ersten Anfänge und Ausgangspunkte zu kennzeichnen. Durch eine an späterer Stelle zu besprechende Entwicklung und Ausbildung wird erst diejenige Gestaltung erreicht, die wir an musikalisch kultivierten Personen kennen. Und zwar werden einerseits die Bedingungen modifiziert, durch die das Gefühl rhythmischer Schönheit entsteht; andererseits kann aber wohl auch dieses Gefühl selbst manche Abänderungen erfahren, an Tiefe und Reichhaltigkeit gewinnen. Denn wie schon zu Anfang dieses Kapitels betont wurde, ist ja das Gefühl des musikalisch Schönen nicht eine ganz feste und unveränderliche psychologische Bestimmung, bezeichnet vielmehr eine Fülle zwar untereinander mehr oder minder ähnlicher, doch aber nicht identischer Eindrücke, die wir unter einer allgemeinen Benennung zusammenfassen.

Eine Ergänzung ganz anderer Art mag hier an letzter Stelle erwähnt werden. Für die rhythmischen Wirkungen der Musik ist es von großer Wichtigkeit, daß die Zeit nicht allein als die Form akustischer Eindrücke gegeben ist, sondern eine viel allgemeinere Bedeutung besitzt. Sie ist, wie KANT es ausdrückte, die Form unseres inneren Sinnes. Alle unsere Erlebnisse fassen wir in zeitlicher Form auf. Auch unsere Bewegungen sind in bestimmter Weise zeitlich geordnet. Damit hängt nun zusammen, daß die ästhetische

Wirkung, die wir zunächst an dem musikalischen, also akustisch begründeten Rhythmus kennen, auch in ganz ähnlicher, wenn auch bei weitem nicht so ausgeprägter Weise durch die zeitliche Form anderer Empfindungen oder auch unserer Bewegungen hervorgerufen werden kann. Besonders wichtig ist speziell auch im Hinblick auf die Verhältnisse der Musik, daß derselbe Rhythmus einmal akustisch, zugleich aber noch in einem anderen Empfindungsmaterial verwirklicht sein kann. Die Wirkung des musikalischen Gebildes erhält so eine gewisse Resonanz, wodurch sie ihren Charakter verändert und vor allem verstärkt wird. Diese Beziehung spielt eine um so größere Rolle, als eine gewisse Neigung besteht, Bewegungen in einem Rhythmus hervorzubringen, der sich einem gehörten anschließt, eine Neigung, die offenbar in gewissen physiologischen Verhältnissen, der reflektorischen Bewegungsauslösung, ihre Grundlage findet. Wir erinnern hier zunächst an die sehr vielen Personen eigne Neigung zum Taktschlagen. Eine akzentuierte Musik fühlen wir uns immer versucht, durch korrespondierende Bewegungen der Hand, des Fußes, des Kopfes, des Rumpfes zu begleiten. Ja, sehr häufig kann man bemerken, daß, wenn wir dies nicht tun, wir solche Bewegungen absichtlich unterdrücken, weil wir befürchten, durch sie zu stören, Anstoß und Aufsehen zu erregen, wie z. B. im Konzertsaal auch die wirkliche Ausführung derartiger Bewegungen als Zeichen einer schlechten Erziehung, eines Sich-gehen-Lassens gilt. — Noch bemerkenswerter ist es aber, daß die übereinstimmende rhythmische Gestaltung von Tönen und Bewegungen die Grundlage für gewisse Arten von Musik bildet, indem hier von vornherein eine solche Beziehung in Aussicht genommen und beabsichtigt wird. Man bemerkt leicht, daß es der Marsch und der Tanz ist, die wir hier im Auge haben. In diesen Fällen beruht also die ästhetische Bedeutung des Rhythmischen zum Teil auf dem Gehörten, zum Teil auf den, sei es wirklich ausgeführten, sei es nur vorgestellten Bewegungen. Ja, es ist wohl eigentlich gerade die Korrespondenz beider, welche besonders wirkungsvoll ins Gewicht fällt. Wieweit übrigens diese Kombination mit Bewegungserscheinungen überhaupt eine Rolle spielt, wieweit die rhythmische Schönheit den akustischen Eindrücken an sich eigen ist, das läßt sich natürlich nicht abgrenzen, wird auch nach individuellen Verhältnissen sehr verschieden sein. So wird z. B. in der primitiven Musik der Naturvölker die Bedeutung der begleitenden Bewegungen für den Gefühlserfolg viel stärker ins Gewicht fallen, als bei den Nationen, die bereits eine hochentwickelte Musik besitzen und daher auch für die rhythmischen Verhältnisse des nur Gehörten in höherem Maße empfänglich sind.

Als die zweite Grundlage des musikalisch Schönen sind, wie oben schon angedeutet, diejenigen Verhältnisse zu nennen, die im weitesten Sinne des Wortes mit der Tonalität zusammenhängen. Wir können hier sogleich zwei verschiedene Arten unterscheiden; einerseits finden wir nämlich ein Wohlgefallen oder Mißfallen an das gleichzeitige Erklingen zweier Töne (oder Tonkomplexe) geknüpft, andererseits aber an ihre zeitliche Aufeinanderfolge. Wir sprechen im ersteren Falle von harmonischen (oder disharmonischen) Verhältnissen, im zweiten von melodischen Beziehungen.

Die ersteren sind insofern die einfacheren, als wir eine bestimmte physiologische Erscheinung kennen, durch die gewisse Verhältnisse des Zusammenklanges ausgezeichnet sind, und in denen wir wenigstens versuchsweise Ausgangspunkt und Grundlage für den Unterschied des harmonischen, wohlgefälligen, und des disharmonischen, unschönen Zusammenklanges, der Konsonanzen und Dissonanzen finden können. Wir kommen hiermit wieder auf einen früher schon unter anderem Gesichtspunkt besprochenen Gegenstand zurück, nämlich auf die reinen Intervalle. Wir sahen, daß zwei Töne, deren Schwingungszahlen in einem durch kleine ganze Zahlen auszudrückenden Verhältnis stehen, dadurch ausgezeichnet sind, daß sie nicht oder doch sehr wenig Gelegenheit zu Schwebungen geben. Es ist, wie bekannt, die

HELMHOLTZsche Theorie der Konsonanz und Dissonanz, die die Annehmlichkeit oder das Mißfallen, das uns ein musikalischer Zusammenklang erregt, auf das Fehlen oder Auftreten der Schwebungen zurückführt. Es wird angenommen, daß die Schwebungen die alleinige Ursache für eine Dissonanz seien, die demgemäß wohl auch als Rauhigkeit bezeichnet wird. Es läßt sich nun leicht zeigen, daß nicht nur beim genauen Unisono die Schwebungen fehlen, sondern daß sie auch bei gewissen Intervallen in geringerem Maße auftreten, denjenigen nämlich, wo die Schwingungszahlen in einem durch kleine ganze Zahlen auszudrückendem Verhältnis stehen. Diese nennen wir konsonierende Intervalle. Wir können sie nach dem Grade der Konsonanz in eine Reihe ordnen. Je kleiner die ganzen Zahlen sind, die das Verhältnis der Schwingungszahlen ausdrücken, um so weniger treten Schwebungen auf und um so vollkommener ist die Konsonanz. So ergibt sich die bekannte, nach dem Vollkommenheitsgrade der Konsonanz geordnete Reihe der Intervalle, das Unisono (1 : 1), die Oktav (1 : 2), die Quint (2 : 3), die Quart (3 : 4), die große Terz (4 : 5), die kleine Terz (5 : 6) usw. Es folgen dann Intervalle, die bereits als disharmonische oder dissonierende bezeichnet werden und in der Tat einen unangenehmen Eindruck hervorbringen wie z. B. das der großen und kleinen Sekunde (8 : 9 und 15 : 16), das der großen und kleinen Septime (8 : 15 und 9 : 16). Indem wir also die Schönheit eines Zusammenklanges ausschließlich auf die Verhältnisse der Konsonanz und Dissonanz zurückführen, diese aber aus den Schwebungen herleiten, hätten wir in der Tat für diese Seite der musikalischen Schönheit eine feste Grundlage in physiologischen und physikalischen Erscheinungen gefunden.

Es darf jedoch nicht unerwähnt bleiben, daß die HELMHOLTZsche Theorie der Konsonanz in vielen Punkten nicht erschöpfend erscheint und demgemäß auch zu Bedenken Anlaß gibt. Zunächst ist zu beachten, daß die Entstehung der Schwebungen (abgesehen vom Unisono) an das Vorhandensein von Obertönen geknüpft ist. Nur bei Klängen, die an diesen verhältnismäßig reich sind, kommt es auch bei weit auseinanderliegenden Grundtönen zu Schwebungen. Hiermit ist schon gegeben, daß der Grad der Konsonanz nicht allein von dem Intervall der Grundtöne, sondern auch von der Klangfarbe, dem Timbre der erklingenden Töne abhängt. So wird denn eine auf die Schwebungen aufgebaute Theorie des Wohlklanges stets noch eine wichtige Ergänzung fordern, und es wird nicht leicht verständlich erscheinen, weshalb die Intervalle eine so maßgebende Bedeutung besitzen. — Ferner wird der Wohlklang in hohem Grade beeinflußt durch die Lage der Akkorde bzw. ihre Umkehrungen. Der Sext- oder Quartsextakkord klingt ganz anders als der Tonikaakkord, obgleich sie hinsichtlich der Schwebungen keinen regelmäßigen Unterschied darbieten.

Als mehr oder weniger unbefriedigend erscheint es ferner, daß hier in den Schwebungen nur ein Umstand aufgewiesen wird, der den Zusammenklang mißfällig macht, die Schönheit aber sozusagen rein negativ aus dem Fehlen dieser Nebenerscheinung hergeleitet wird. Auch kann wohl gefragt werden, ob das Höchstmaß der Schönheit in der Tat mit der vollkommensten Konsonanz zusammentrifft. Ist denn wirklich ein Zusammenklang von bloßen Oktaven am schönsten? Wird nicht ein Dreiklang, der außerdem noch die Terz und die Quint des Grundtons enthält, als voller, reicher und insofern auch schöner empfunden als jener, und zeigt sich nicht darin, daß es hier ein positives Gefühl der Schönheit gibt, das einer gradweisen Steigerung fähig ist? Eine solche, keine bestimmte Grenze zeigende Abstufung müssen wir in den Graden des Wohlgefallens erblicken, das uns ein Zusammenklang hervorruft, nicht aber eine verschieden starke Beimischung von etwas Störendem oder Mißfälligem, die in dem gänzlichen Fehlen desselben einen nicht überschreitbaren Höchstwert erreichen würde. So scheint denn in der Tat die Lehre von den Schwebungen als Theorie der Schönheit im Zusammenklange nicht restlos befriedigend.

Wir können es dahingestellt sein lassen, ob wir es schon hier mit dem Ergebnis einer von jenen Grundlagen ausgehenden Weiterentwicklung zu tun haben oder mit dem Hinzutreten noch eines anderen völlig neuen Momentes, das mit den Schwebungen nichts zu schaffen hat [1]). Wie indessen dem auch sein mag, jedenfalls haben wir in Bezug auf die Schönheit des Zusammenklanges durch die Lehre von den konsonierenden Intervallen gewisse, die tatsächlichen Verhältnisse im wesentlichen deckende Regeln aufgestellt, und wir haben mit der Theorie der Schwebungen einen Versuch zu einer physikalischen Deutung dieser Regeln gemacht, der, wenn auch über seine Tragweite noch Zweifel bestehen, doch jedenfalls sehr beachtenswert ist.

Sehr viel dürftiger als in betreff der Zusammenklänge sind unsere Kenntnisse mit Bezug auf die Ästhetik akustischer Eindrücke, die in zeitlichem Anschluß aufeinanderfolgen. Mehr oder weniger allgemeine Regeln, nach denen es sich richtet, ob eine solche Tonfolge als schön oder unschön, befriedigend oder nichtbefriedigend empfunden wird, können wir zunächst für den Fall aufstellen, daß es sich nicht um einzelne Töne handelt, sondern um ganze Zusammenklänge, um Konsonanzen oder Dissonanzen. Die Musiktheorie hat bekanntlich diese Verhältnisse der Harmonienfolge eingehend untersucht und ist dabei in der Tat zu gewissen festen Ergebnissen gelangt. Hierher gehört schon die Tatsache, daß der Schluß eines Musikstückes, wenn er durch einen zusammengesetzten Klang gegeben ist, niemals (von seltenen Ausnahmen abgesehen) eine Dissonanz sein darf, sondern dafür stets ein harmonischer Zusammenklang, eine Konsonanz gefordert wird. Dies schließt nicht

[1]) Dafür, daß in der Beziehung der Intervalle außer den Schwebungen noch irgendein anderer Umstand zur Geltung kommt, sprechen außer der vorhin (S. 38) erwähnten „melodischen Bedeutung des Intervalls“, namentlich auch die Erscheinungen der Verschmelzung zu der Empfindung eines einheitlichen Klanges. Eine solche tritt, wie Stumpf gezeigt hat, um so leichter ein, je vollkommener die Konsonanz ist, was aber schwerlich aus dem größeren oder geringeren Hervortreten der Schwebungen genügend zu erklären ist.

aus, daß unser Empfinden dafür, welche Zusammenklänge als abschließende zulässig sind, im Laufe der Zeit sich erheblich geändert hat. In alter Zeit war diese Eignung bekanntlich auf Dur-Dreiklänge oder Teile von solchen eingeschränkt, während der Moll-Dreiklang verpönt war. Noch bei Bach sehen wir, daß der Moll-Dreiklang nur mit einer gewissen Zurückhaltung am Schluß eines Stückes verwendet wird. Nicht selten finden wir, daß ein Stück, das im übrigen ganz in Moll steht, unvermittelt und für unser Ohr etwas auffällig, mit einem Dur-Akkord schließt. Nach heutiger Auffassung sind Dur- und Moll-Akkord als Abschluß gleich zulässig und werden als gleich befriedigend empfunden. — Während sich diese Dinge mit dem höheren Grade des Wohlklanges, der vollkommeneren Konsonanz, die den Dur-Akkorden tatsächlich eigen ist, in Verbindung bringen lassen, fehlt es uns, soweit ich sehe, an einer genügenden Erklärung dafür, daß der Akkord nur in einer bestimmten Lage, mit der Tonika als Grundton, als Terzquint-Akkord, zum Abschluß verwendet wird. Den Sext-, den Quartsext-Akkord empfinden wir als hierzu ungeeignet und unzulässig, obgleich sie eigentlich keinen geringeren Grad an Schönheit des Zusammenklanges aufweisen. Wahrscheinlich erklärt sich dies aus Verhältnissen, die nicht dem einzelnen Akkord unmittelbar anhaften, sondern erst das Ergebnis einer langen Überlieferung sind.

Aber nicht nur für den Abschluß eines Musikstückes, sondern auch für dessen Kontinuität sehen wir die musikalische Schönheit an gewisse Verhältnisse der Harmonienfolge gebunden. Es lassen sich daher für diese gewisse Regeln aufstellen, die, wenn nicht durchgängig und in aller Strenge, doch überwiegend eingehalten werden. Den unharmonischen Zusammenklang empfinden wir nicht ohne weiteres als unschön oder unzulässig, aber er wird nur dann als schön empfunden, wenn ihm ein in bestimmten Beziehungen zu ihm stehender harmonischer folgt. Die Dissonanz fordert den Anschluß eines konsonierenden Klanges, den wir ihre Auflösung nennen; und eine solche Auflösung ist immer notwendig, wenn eine Harmonienfolge als schön, als befriedigend wirken soll. Das bekannteste Beispiel ist die Auflösung des Dominant-Septimen-Akkordes durch den Tonika-Akkord. Z. B. 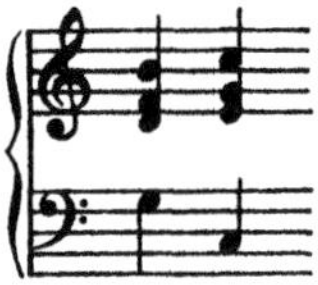 Gewiß in 99% aller Stücke finden wir als Abschluß die Aneinanderreihung dieser beiden, so daß wir ihn geradezu als den normalen, Abweichungen davon als auffällig empfinden. Die Harmonielehre zeigt indessen, daß es noch eine große Zahl solcher bevorzugter Harmonienfolgen gibt, wo eine Dissonanz durch die Verbindung mit einem folgenden Klange schön wirkt und dieser als ihre Auflösung bezeichnet wird.

Es ist sehr merkwürdig, mit welcher Lebhaftigkeit, wie zwingend, bestimmte Tonfolgen als durch ästhetische, Gesetze geboten, als notwendig empfunden werden. So scheint bei der Auflösung des Dominant-Septimen-Akkordes die Septime geradezu zu der Tonika hinzudrängen, was in ihrer Bezeichnung als Leitton einen passenden und bezeichnenden Ausdruck gefunden hat. Gleichwohl ist es bis jetzt nicht gelungen, für diese Verhältnisse eine Erklärung aus physikalischen oder physiologischen Verhältnissen zu geben, ähnlich wie wir es für die Verhältnisse des gleichzeitigen Zusammenklanges nicht ohne Erfolg tun konnten.

Dazu kommt, daß wir sicher nicht immer diese Harmonienfolge als die schönste und befriedigendste empfinden. Oft erscheint eine andere Auflösung besonders reiz- und eindrucksvoll. Ich erinnere an die bekannte Stelle in BACHS vierstimmigem Satz des Chorals: O Haupt voll Blut und Wunden:

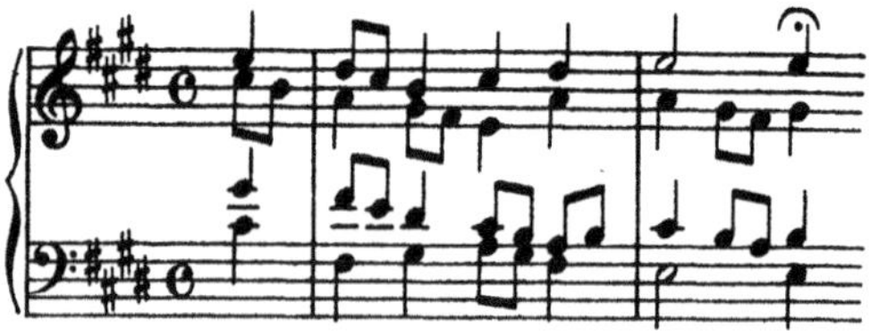

Hier wird der Dominant-Septimen-Akkord von E-Dur nicht in der gewöhnlichen Weise durch den E-Dur-, sondern durch den A-Dur-Dreiklang aufgelöst, was in diesem Zusammenhange besonders fein und eigenartig wirkt [1].

Abgesehen von der Auflösung der Dissonanzen finden wir auch so manche andere Regelmäßigkeiten der Harmonienfolge, für die es nahe liegt, eine Erklärung zu suchen. An einen G-Dur-Akkord kann sich ein D-Dur- oder ein C-Dur-Akkord in unmittelbarer Folge anschließen, nicht aber ein B-Dur- oder ein Des-Dur-Akkord. Aber auch von H-Dur kann der unmittelbare Übergang nach Es-Dur besonders reizvoll sein, wie ihn BEETHOVEN z. B. im Es-Dur-Konzert zur Überleitung vom langsamen Mittelsatz in den pompösen und großartigen letzten Satz verwendet. Daß sich für diese Verhältnisse einmal ein tieferes und befriedigendes Verständnis ergibt, scheint wohl denkbar. — Daneben dürfte aber doch auch ein Umstand ganz anderer Art eine Rolle spielen. Es ist vielleicht nicht zu kühn, wenn ich die Vermutung ausspreche, daß hier ähnlich wie bei der auf rhythmischen Verhältnissen beruhenden Schönheit (s. o. S. 50) die Betätigung einer frei erfindenden, spielenden Einbildungskraft eine Rolle spielt. Sicherlich sind ja die Regeln der Harmonienfolge, die bekannten sowohl wie diejenigen, die wir vermuten dürfen, nicht in dem Sinne erschöpfend, daß sich aus ihnen eindeutig entnehmen ließe, welcher Klang auf einen gegebenen anderen folgen müsse, um eine schöne Wirkung hervorzubringen. Sie werden zwar eine Anzahl von Klängen ausschließen, doch aber noch einer großen Zahl

---

[1] In der Matthäus-Passion kommt bekanntlich der gleiche Choral nicht weniger als fünfmal vor (Nr. 21, 23, 53, 63 und 72), in verschiedenen Tonarten und mit verschiedenem Worttext. Die erwähnte Form des vierstimmigen Satzes ist hier nur einmal durch eine andere ersetzt, nämlich in Nr. 72, wo die betreffende Stelle den Worten „Wenn mir am allerbängsten . . .“ zugehört (aus dem Choral „Wenn ich einmal soll scheiden“). Es liegt offenbar eine besonders fein berechnete Absicht des Komponisten darin, daß gerade hier, wo die Passionsstimmung gewissermaßen ihren Gipfelpunkt erreicht, eine andere Führung der Begleitstimmen gewählt ist.

als möglichen oder zulässigen Raum geben. Innerhalb eines ansehnlichen Spielraums ist es also Sache der Einbildungskraft, was gewählt wird, und wir dürfen vermuten, daß es, ganz ähnlich, wie wir es im Gebiete des Rhythmischen schon sahen, und wie wir es sogleich auch für die melodischen Verhältnisse wieder zu konstatieren haben werden, diese Betätigung der Phantasie, ein „Spieltrieb" ist, was dem ästhetischen Wohlgefallen an bestimmten harmonischen Folgen zugrunde liegt.

Wir wenden uns zu den Folgen einzelner Töne; sie bilden das, was wir als eine Melodie zu bezeichnen pflegen. Nach den Grundlagen und Gesetzen melodischer Schönheit haben wir also zu fragen. Wir sind indessen hier an dem Punkte angelangt, wo wir die bisher angestrebte strenge Sonderung tonaler und rhythmischer Verhältnisse nicht mehr durchführen können. Jede Folge von Tönen muß naturgemäß in einer bestimmten zeitlichen Ordnung geschehen, und für die ästhetischen Wirkungen ist diese niemals gleichgültig. So verstehen wir denn unter Melodie eine Reihe in bestimmter Weise sowohl nach ihrer Tonhöhe als nach ihren zeitlichen Verhältnissen (rhythmisch) geordneter Töne. Auch die ästhetische Wirkung ist stets der kombinierte Erfolg rhythmischer und tonaler Verhältnisse, an dem beide in untrennbarer Weise beteiligt sind.

Die wichtigste Tatsache nun, die wir hier zu erwähnen haben, ist die, daß wir hier ganz feste Regeln, wie wir sie namentlich bezüglich des Zusammenklanges in den Verhältnissen der Konsonanz und Dissonanz angeben und bis zu einem gewissen Grade sogar auf physikalische und physiologische Grundlagen zurückführen konnten, soweit wenigstens bisher bekannt, nicht finden können. Auch bestimmte Regeln und Ordnungen, wie sie bezüglich der rhythmischen Verhältnisse in der Architektonik eines Stückes zur Erscheinung kommen, sind hier nicht festzustellen; und die festen Grundlagen der Schönheit, die sich hinsichtlich der

Harmonienfolge nachweisen lassen, fallen hier, bei der melodischen Folge von Einzeltönen eo ipso weg. So dürfte denn die Grundlage unseres Wohlgefallens an den melodischen Folgen in der Hauptsache die nämliche sein, auf die wir auch bei Betrachtung der rhythmischen Verhältnisse und ihrer ästhetischen Bedeutung geführt wurden, die Betätigung einer frei erfindenden, an keine bestimmte Regel gebundene Einbildungskraft. Allerdings bleibt zu bedenken, daß wir hier nur die festen Ausgangspunkte der musikalischen Schönheit ins Auge zu fassen hatten. Es ist nicht ausgeschlossen, daß aus den verwickelten Verhältnissen, die sich im Laufe einer fortschreitenden Ausbildung ergeben, doch auch für die musikalische Schönheit einer Melodie bestimmte Anhaltspunkte herausstellen könnten. Es bleibt späterer Untersuchung vorbehalten zu sehen, ob und wieweit das der Fall ist. Auch hier aber wollen wir, wiewohl wir auf die Gewinnung fester Gesetze für das melodisch Schöne nicht hoffen dürfen, einige Tatsachen berühren, die für die ästhetische Wirkung der melodischen Tonfolgen in Betracht kommen.

In erster Linie ist hier an die beherrschende Bedeutung der Intervalle zu erinnern, d. h. des Verhältnisses, in dem die Schwingungszahlen aufeinanderfolgender Töne stehen. Schon in anderem Zusammenhange, nämlich bei den intellektuellen Verhältnissen hatten wir hiervon zu reden. Wir sahen, daß eine Tonfolge dann einer anderen gleich erachtet und als dieselbe wiedererkannt wird, wenn die Intervalle der aufeinanderfolgenden Töne die gleichen sind. Dies ist es, was wir als die melodische Bedeutung des Intervalls bezeichneten. Wir können hier nun die entsprechende und offenbar auf der gleichen physiologischen Grundlage beruhende Tatsache anreihen, daß die ästhetische Wirkung einer Tonfolge durch die Intervalle bestimmt wird, in denen die aneinandergereihten Töne stehen. Auch hier also kommt es nicht auf die absolute Tonhöhe an. Eine Melodie, von einem oder einem anderen Ton beginnend, in der einen oder anderen Tonart gespielt, erscheint doch immer als dieselbe und übt auch stets die gleichen ästhetischen Wirkungen aus.

Sodann ist hier zu erwähnen, daß in ganz bestimmter Weise rhythmische und tonale Verhältnisse zusammenwirken und sich in ihren ästhetischen Erfolgen unterstützen können. Es handelt sich dabei allerdings nicht um Beziehungen der Tonhöhe, sondern um solche der Stärke. Eine rhythmische Gliederung wird, wie oben schon erwähnt, meist erst dadurch erkennbar gemacht, daß in regelmäßigen Zwischenräumen sich folgende Töne, die sog. guten Taktteile akzentuiert, in größerer Intensität gegeben werden, als die zwischenliegenden. Wiederum aber ist es, wenn wir in einem Musikstück den Rhythmus aufgefaßt haben und kennen, eine ästhetisch begründete Forderung, die guten Taktteile durch größere Stärke hervorgehoben zu sehen, nicht zwar in dem Sinne, als ob das zur Erzielung eines Wohlgefallens absolut unerläßlich wäre, aber doch in dem eingeschränkteren, daß dieses Gefühl dadurch wirksam unterstützt und gesteigert werden kann. So ist denn für das Wohlgefallen, das wir an einer Tonfolge empfinden, eine bestimmte Beziehung der rhythmischen und tonalen Verhältnisse von Belang.

Von weittragender Bedeutung ist endlich die Tatsache, daß die ästhetische Wirkung musikalischer Gebilde nicht allein durch die Töne bestimmt wird, die wir wirklich hören, sondern in großem Umfang auch durch nur vorgestellte, durch solche, die wir in der Phantasie ergänzend hinzufügen. In Bezug auf den Rhythmus hatten wir vorhin schon (S. 20) anzuführen, daß ein solcher nicht immer in der zeitlichen Ordnung realiter zu Gehör gebrachter Töne zu bestehen braucht. Wie wir z. B. bei den Synkopen sehen, kann er auch so zustande kommen, daß in bestimmten Zeitpunkten, namentlich in den Augenblicken der guten Taktteile, ohne akustische Empfindung eine bestimmte Betätigung der Einbildungskraft stattfindet. Bemerkenswerterweise braucht aber die Markierung der betreffenden Zeitpunkte keineswegs immer durch die Vorstellung bestimmter Töne zu geschehen. Sie kann auch durch die Ausführung kleiner Bewegungen stattfinden, und gerade wenn die akustische Grundlage des Rhythmus in der genannten Weise unvollständig ist, empfinden wir am stärksten das vorhin schon erwähnte Bedürfnis des Taktschlagens, des lauten Zählens u. dgl. Ja, auch diese Bewegungen brauchen nur gleichsam angedeutet zu werden, und es genügt dann vielfach das, was man in der Psychologie als „Einstellungen" zu bezeichnen pflegt, eine gewisse vorbereitende Disposition zur Ausführung von Bewegungen. Was hierbei im Gehirn eigentlich stattfindet, ist vorläufig noch dunkel. Jedenfalls kann es wohl auch je nach Umständen und individueller Anlage sehr verschieden sein.

Eine nicht minder wichtige Rolle spielen derartige vorgestellte Ergänzungen in tonaler Beziehung. Wenigstens bei der unsere klassische Tonkunst beherrschenden, jetzt freilich schon etwas erschütterten Form, schließt sich ein mehr oder weniger fester Komplex aneinandergereihter Harmonien zusammen, den man als eine Tonart zu bezeichnen pflegt. Es ist dies in erster Linie ein bestimmter Dur- oder Moll-Dreiklang, der als abschließender empfunden wird, sodann besonders der Dominant-Septimen-Akkord, der auf ihn hinleitet (durch ihn aufgelöst wird) und vielleicht je nach Umständen manches andere. Wenn nun ein musikalisches Gebilde in einer bestimmten Tonart steht, so hat das die Bedeutung, daß jene die Tonart bestimmenden Harmonien zwar selbstverständlich nicht jeden Ton miterklingend begleiten, aber doch unbewußt vorgestellt werden, im psychologischen Sinn „anklingen". Dies ist nun für den ästhetischen Eindruck von Tönen oder Tonfolgen von großer Bedeutung. Das erhellt vor allem daraus, daß diese Ergänzungen in verschiedener Weise geschehen können. Wir vermögen nicht bloß einen einzelnen Ton, sondern auch eine Folge von mehreren in einer oder einer anderen Tonart zu hören, ihr sozusagen zuzurechnen, und werden danach sowohl in harmonischer wie in melodischer Hinsicht einen anderen Eindruck erhalten. Die kleine Terz *d f* z. B. wirkt ganz anders, wenn sie als Teil des D-Moll-Akkordes, als wenn sie zu C-Dur gehörig und als Teil des Dominant-Septimen-Akkordes empfunden wird. Auch in melodischer Hinsicht macht die Folge der beiden Töne in einem Falle einen ganz anderen Eindruck als im anderen. In der Regel ist ja nun durch das vorher Gehörte unzweideutig festgestellt, was zu ergänzen ist, mit welchen anderen, die Tonart festlegenden Tönen die im Augenblick gehörten in Beziehung zu setzen sind. Aber nicht immer ist das der Fall, und gerade, wo in dieser Hinsicht die Anhaltspunkte fehlen, tritt die Bedeutung jener Ergänzungen besonders deutlich hervor. Jeder kennt wohl das eigentümliche Gefühl unbehaglicher Unsicherheit, das wir oft bei den ersten Tönen eines zum ersten Mal gehörten Musikstückes empfinden. Wir wissen nicht, wie wir es nach Rhythmus sowohl wie nach Tonart aufzufassen haben, und haben das Gefühl, in Ermangelung einer wünschenswerten Grundlage gewissermaßen in der Luft zu schweben. Mit Recht wurde es wenigstens vormals als Regel betrachtet, daß gleich die ersten Töne eines Stückes geeignet sein sollen, dem Hörer Rhythmus und Tonart erkennbar zu machen und in beiden Hinsichten seine Auffassung festzulegen. Neuerdings geschieht das freilich vielfach nicht mehr [1]). Die Folge ist dann die, daß der Anfang eines Musikstückes nur von dem, der es schon kennt, mit Verständnis und Genuß gehört werden kann.

Wir haben im bisherigen versucht, die wichtigsten Grundlagen und Ausgangspunkte des musikalischen Schönheitsgefühls zu kennzeichnen. Es bleibt uns übrig, über seinen Gegen-

---

[1]) Solche Anfänge, in denen namentlich der gute Taktteil nicht erkennbar markiert ist, sondern durch die Phantasie des Hörers ergänzt werden muß, finden sich schon bei SCHUMANN häufig. Vgl. z. B. Nr. 4 der Kreisleriana. Auch im 2. Satz des Streichquartetts in A-Dur (op. 41, Nr. 3) wird derjenige, der es hört, ohne es schon genau zu kennen, eine ähnliche Unsicherheit störend empfinden.

satz, das musikalisch Unschöne, noch einiges hinzuzufügen. Nur in einer Anzahl von Fällen finden wir, daß dies in ähnlich starker Ausprägung wie das Schöne gegeben ist, und es hat dann auch in den gleichen physiologischen oder psychologischen Verhältnissen seine Grundlage. Diese können ganz gleichermaßen bei einer Gestaltung das Gefühl des Wohlgefallens, bei anderer das Gefühl des Mißfallens erregen. Dies trifft z. B. zu für den Zusammenklang mehrerer Töne. Wie die Konsonanz als schön empfunden wird, so ist die Dissonanz der Typus des musikalisch Unschönen; und wie jene wohl speziell auch noch als voll, weich u. dgl. bezeichnet wird, so beschreiben wir diese noch als hart, grell oder schrill, schreiend. Die Grundlage dieser Gefühle ist vermutlich eine rein physiologische. Da wir ja gerade das Gefühl der Schönheit in diesem Punkte mit dem Fehlen eines bestimmten, unser Mißfallen erregenden Umstandes, der Schwebungen, in Verbindung brachten, so werden wir in dem reichlichen und starken Auftreten derselben die Quelle des Unschönen erblicken. In den meisten anderen Fällen dürfte nun aber umgekehrt das Gefühl des Schönen auf einer positiven Grundlage beruhen und das Gefühl des Unschönen sich an einen Mangel knüpfen. So vor allem bei der rhythmischen Schönheit. Beruht diese vorzugsweise auf dem Eindruck einer übersehbaren Ordnung, so können wir doch keine Verhältnisse aufzeigen, die einen positiv häßlichen Eindruck erzeugen. Wir vermissen nur den Eindruck des Geordneten, um so mehr, je mehr wir an ihn gewöhnt sind und demgemäß glauben, ihn erwarten zu können oder fordern zu dürfen. Dem Gefühl des Unschönen in diesem Punkte haftet also immer mehr oder weniger der Charakter des Negativen an. Eine Ausnahme macht hier wohl nur der Fall, daß in dem ganzen Aufbau eines Stückes eine beherrschende Form erkennbar ist, von der dann aber an bestimmten Stellen abgewichen wird. Wir empfinden solche Abweichungen dann als Fehler, als Verstoß gegen eine Regel, und sie ist geeignet, ein positives Mißfallen zu erregen. So verhält sich's, um ein einfaches Beispiel anzuführen, wenn bei der Variationenform eine einzelne Variation einen Takt zuviel oder zuwenig hat [1]).

In noch ausgesprochnerer Weise tritt der wesentlich negative Charakter des Ausgesagten hervor, wenn wir ein Musikstück unbedeutend, langweilig, trivial nennen. Im weiteren Sinne können wir wohl auch diese Attribute dem musikalisch Unschönen zurechnen, aber sie besagen offenbar nur das Fehlen gewisser psychologischer Erfolge, die zur musikalischen Schönheit gehören.

---

[1]) In BEETHOVENS Diabelli-Variationen enthält z. B. Nr. 25 einen Takt zu wenig. Daß dies auf einer besonderen Absicht des Komponisten beruhe, ist mir trotz der dahin gehenden Behauptung BÜLOWS niemals glaublich erschienen. Dieser bezeichnet in seiner Ausgabe der BEETHOVENschen Klavierkompositionen (Bd. 5, S. 187) die Elision eines eigentlich zu erwartenden Taktes sogar als einen besonders geschmackvollen Einfall. Sollte es sich nicht doch einfach um einen Lapsus, sei es nun des Komponisten oder auch des Stechers, handeln?

Drittes Kapitel.

Die Erzeugung schönheitsfremder Gefühle durch Musik.

Aus den sehr verschiedenartigen gefühlsmäßigen Affizierungen, die wir überhaupt durch die Musik erfahren können, hatten wir zunächst das Gefühl des musikalisch Schönen als eine seelische Bestimmung eigener Art ausgeschieden und unter mancherlei Gesichtspunkten des genaueren besprochen. Wir haben nunmehr die anderen, die vom Schönheitseindruck verschiedenen Wirkungen der Musik auf das Gemüt oder das Gefühlsleben ins Auge zu fassen. Es mag gestattet sein, da wir einer kurzen zusammenfassenden Benennung für sie bedürfen, sie als die schönheitsfremden Eindrücke der Musik zu bezeichnen.

Es wird dabei unsere Aufgabe sein, über die Gesamtheit solcher Eindrücke einen, womöglich erschöpfenden Überblick zu gewinnen. Außerdem aber werden wir für jede einzelne Art dieser Eindrücke fragen müssen, wie es kommt, daß sie durch Musik hervorgerufen werden können; wir werden versuchen müssen, ihren Zusammenhang mit der Musik zu erklären, d. h. ihn auf andere psychologische Tatsachen zurückzuführen und in solcher Weise verständlich zu machen.

Von den nicht im strengen Sinn dem Schönen oder Nichtschönen zuzurechnenden Eindrücken der Musik werden wir unbedenklich Freude und Schmerz an die Spitze stellen. Hat man doch geradezu daran gedacht, den Ausdruck fröhlicher oder betrübter Stimmung als die eigentliche Aufgabe der Musik hinzustellen. Daß dies nicht zutrifft, daß der Eindruck des musikalisch Schönen etwas Besonderes und Eigenartiges ist, wurde, im Anschluß an Hanslick, oben betont (S. 43). Richtig aber bleibt, daß musikalische Gebilde, abgesehen von Schönheit oder Unschönheit, ein Gefühl der Freude oder des Schmerzes ausdrücken und hervorrufen können; es gibt fröhliche und traurige, ernste und heitere Musik. Können wir nun hier wenigstens einen Ausgangspunkt solcher Zusammenhänge nachweisen und verständlich machen? Wie mir scheint, ist dies in der Tat der Fall, wenn auch freilich das Gebiet, auf welches wir mit solchen Überlegungen geführt werden, selbst ein in vieler Hinsicht dunkles ist. Es sind die Ausdrucksbewegungen im physiologischen Sinne. DARWIN hat in seinem ausgezeichneten Buch: Über den Ausdruck der Gemütsbewegungen[1]) gezeigt, wie sich ein Zusammenhang zwischen seelischen Emotionen und bestimmten Bewegungen bilden kann, zunächst so, daß wir durch gewisse Emotionen veranlaßt oder geradezu genötigt werden, bestimmte Bewegungen auszuführen. Diese Ausdrucksbewegungen bestehen nun zum Teil in der Hervorbringung gewisser Klänge mittels unserer Stimmwerkzeuge. Wir sprechen hier von „Naturlauten". Das Jubeln und Jauchzen, mehr noch das seelischen oder körperlichen Schmerz anzeigende Wehegeschrei, Stöhnen oder Ächzen werden hierher zu rechnen sein. Darüber, weswegen der Ausdruck gerade diese Formen annimmt, wissen wir nur wenig, und es wäre hier nicht der Ort, es genauer zu verfolgen. Unzweifelhaft haben wir aber hier in dem Ausdruck der Gemütsbewegungen eine ganz bestimmte Gruppe von Erscheinungen, die auch für die gefühlsmäßigen Wirkungen der Musik einen Ausgangspunkt bilden. Sofern die Ausdrucksbewegungen in einer Betätigung unserer Stimmwerkzeuge bestehen, also klanglicher Natur sind, können sie in mehr oder weniger ähnlicher Weise auch durch Musik und zwar instrumentale sowohl wie vokale hervorgebracht werden. Und solche Musik wird dann auch geeignet sein, die entsprechenden Stimmungen auszudrücken und hervorzurufen. Wir können die Grundlage, von der die Erzeugung schönheitsfremder Ge-

[1]) CH. DARWIN: Der Ausdruck der Gemütsbewegungen bei den Menschen und den Tieren. Deutsch von CARUS. 1872.

fühle hier ihren Ausgang nimmt, als die Nachahmung des Klanges stimmlicher Ausdrucksbewegungen bezeichnen. Sehr deutlich kommt dies darin zur Erscheinung, daß bei den Naturvölkern die Anfänge der Musik ohne scharfe Grenze sich an Betätigungen anschließen, die noch in erster Linie Stimmungen auszudrücken haben, Klage-, Triumph-, Siegesgesänge u. dgl. Entsprechende Anklänge kann man aber auch in der fortgeschrittenen Musik der Kulturvölker ohne Schwierigkeit nachweisen.

Für die speziellere Gestaltung dieses Zusammenhanges zwischen Musik und Gefühlen sind mehrere Punkte zu beachten. Erstlich ist er von Haus aus ein doppelter. Wenn wir durch seelische Zustände zu gewissen Bewegungen veranlaßt werden, so können wir in diesen den Ausdruck jener Stimmungen erblicken, wie das ja der Bezeichnung „Ausdrucksbewegungen" zutreffend zugrunde liegt. Bestimmte Arten der Musik sind der Ausdruck einer aus anderen Gründen vorhandenen heiteren oder trüben Stimmung. Der gleiche Zusammenhang macht sich aber auch in der Richtung geltend, daß wir durch das Hören solcher Musik in die entsprechende Stimmung versetzt, daß Gefühle der Freude oder des Schmerzes in uns hervorgerufen werden. Man könnte versuchen, sich diese Tatsache folgendermaßen zurechtzulegen. Wenn wir Klänge einer gewissen Art vernehmen, so erkennen wir daran, daß derjenige, der sie hervorbringt, sich in bestimmten gefühlsmäßigen Stimmungen, freudigen oder traurigen, befindet. Zufolge allgemeiner Gesetze der Sympathie — so könnte man meinen — werden nun auch wir selbst, als Hörende, in die gleiche oder in ähnliche Stimmungen versetzt. Allein, wenn z. B. Künstler in einem Konzert eine traurig gestimmte Musik vortragen, so kann es gewiß sehr zweifelhaft sein, ob sie sich selbst in einer tieftraurigen Stimmung befinden. Noch weniger wird einleuchten, daß der Hörende gewissermaßen durch Mitleid mit ihnen in die gleiche Stimmung versetzt würde. — Wenn eine Stimmung in gewissen Klängen ihren

Ausdruck findet, und nun auch wieder solche Klänge geeignet sind, ähnliche Stimmungen hervorzurufen, so scheint dies auf einem ganz allgemeinen psychologischen Gesetz zu beruhen, demzufolge solche Zusammenhänge stets umkehrbar sind. Hiermit dürfte in der Tat die zutreffende Lösung des Problems gegeben sein, wenn wir noch in einer andern Hinsicht unsere Anschauung von den psychologischen Vorgängen modifizieren und erweitern. Wir kommen hiermit wieder auf einen schon früher berührten Gegenstand: neben der vollen Verwirklichung eines psychischen Zustandes müssen wir stets auch das bloße „Anklingen" desselben, eine Einstellung oder Disposition für ihn in Betracht ziehen. Wenn wir eine traurige Musik hören, so werden wir in der Regel auch einen eigentlichen Schmerz gar nicht empfinden. Doch aber werden trübe Stimmungen und schmerzliche Bewegungen irgendwie anklingen. Wir bemerken ganz Entsprechendes auf dem Gebiete der Hervorbringung der Klänge. Um eine traurige oder lustige Musik richtig, „ausdrucksvoll" vorzutragen, brauchen wir uns nicht in vollem Maße in der entsprechenden Stimmung tatsächlich zu befinden. Auch hier genügt es, wenn wir uns in der Einbildungskraft mit mehr oder weniger großer Lebhaftigkeit in die betreffende Stimmung versetzen, d. h. sie anklingen lassen.

Wir kommen hiermit zugleich auf einen letzten Punkt, in dem die Lehre von den psychologischen Einstellungen und Anklängen von Bedeutung ist. Die Beziehung der Musik zu Freude und Trauer hatten wir auf gewisse „Naturlaute" zurückzuführen und damit an die allgemeinen Gesetze der physiologischen Ausdrucksbewegungen anknüpfen wollen. Mit Recht kann man nun bemerken, daß jene Naturlaute des Jauchzens, Ächzens in unserer hochentwickelten Musik ja gar nicht vorkommen, ja nicht einmal eigentlich nachgeahmt werden. Wir werden aber wiederum beachten müssen, daß zufolge einer, vielleicht nur entfernten Ähnlichkeit jene einfachsten und primitivsten Laute in unserer Vorstellung und Erinnerung auftauchen und leise anklingen werden[1]).

Es bleibt uns übrig, auf die Beziehung einzugehen, in der die hier betrachteten Gefühlserfolge zu dem musikalisch Schönen stehen. Die Mannigfaltigkeit der Gestaltungen, die die Musik überhaupt gestattet, bringt es zunächst mit sich, daß ein musikalisches Gebilde gleichzeitig und zusammen die Eigenschaften besitzen kann, die es nach den für jedes dieser Gebiete geltenden Gesetzen zu der Hervorbringung des einen und des anderen Erfolges geeignet machen. Wir finden aber weiter, daß auch psychologisch die Erfolge der einen und der anderen Art sehr wohl miteinander vereinbar sind. Und so sind denn tatsächlich musikalische Gebilde möglich, welche sowohl als schön empfunden werden als auch zu heiterer oder trauriger Stimmung in der vorhin besprochenen Beziehung stehen. Eine genauere psychologische Untersuchung führt uns dazu, das hierbei stattfindende Verhältnis noch etwas strenger zu charakterisieren. Nicht um ein unabhängiges Nebeneinander der Gefühle dürfte es sich handeln. Beide sind vielmehr zu einer unlösbaren Einheit verschmolzen. Wollen wir den psychologischen Tatbestand mit einem kurzen Ausdruck kennzeichnen, so wäre vielleicht zu sagen, daß das Gefühl des musikalisch Schönen durch den Anklang an Freude oder Schmerz eine besondere Färbung, eine besondere Nuance erhält. Es gilt dies übrigens nicht minder für das Gefühl des Unschönen. Zum Ausdruck des Schmerzes, mehr noch der später zu erwähnenden Gefühle der Furcht, des Grauens u. dgl. werden vielfach musikalische Gebilde herangezogen, in denen wir nicht ein Gefühl der

[1]) Zum Teil freilich beruht die weite Ausdehnung jener Zusammenhänge zwischen Klangeindrücken und Stimmung auch auf einer fortschreitenden Entwicklung. Wir werden hierauf erst im folgenden Kapitel einzugehen haben, und wir werden dort sehen, daß, wenn gewisse Grundlagen in dieser Hinsicht einmal gegeben sind, allmählich die Zusammenhänge reicher und mannigfaltiger sich ausbilden können. Hier handelte es sich nur darum, diese Grundlagen zu kennzeichnen.

Schönheit, sondern der Unschönheit als Element aufweisen können, schreiende und grelle Dissonanzen, unvermittelte Übergänge usw. Hier wird ebenfalls kein einfaches Nebeneinander der beiden Arten der Eindrücke anzunehmen sein. Vielmehr besteht eine innige Verschmelzung, vermöge deren der Eindruck des Unschönen seine besondere, z. B. dem Gefühl des Grausigen entsprechende Färbung gewinnt.

Ein weiterer Ausgangspunkt für die Beziehung der Musik zu schönheitsfremden Gefühlen liegt ebenfalls in Nachahmungen, solchen jedoch, die nicht stimmliche Ausdrucksbewegungen, sondern Vorgänge verschiedener Art zum Gegenstande haben. Es handelt sich dabei hauptsächlich, wenn auch nicht gerade ausschließlich um die Nachahmung von Vorgängen der Natur. Daß das Murmeln und Plätschern des Baches, das Rauschen des Stromes, das Sausen des Sturmes in der Musik anklingen kann, ist oft genug hervorgehoben worden. Aber auch das Flattern des Vogels und vieles andere kann in ähnlicher Weise nachgeahmt werden. Ich erinnere hier an viele Stellen aus BEETHOVENS Symphonie pastorale, an SCHUMANNS Vogel als Prophet (aus den Waldszenen), an CHOPINS Etude A-Moll op. 25, die nicht mit Unrecht oft als Sturmétude bezeichnet wird[1]). Es sind übrigens wohl in erster Linie, aber doch keineswegs allein Vorgänge der Natur, an die die Musik in solcher Art sich anlehnt. Vorgänge des menschlichen Lebens werden gleichermaßen herangezogen, so vor allem der Lärm des Kampfes, das unruhige und verworrene Getriebe einer Menschenmenge, wie es bei einer Feuersbrunst stattfindet, und manches andere.

Wenn nun den nachgeahmten Vorgängen selbst irgendeine gefühlsmäßige Bedeutung zukommt, wie das fast immer der Fall ist, so ist es verständlich, daß diese sich auch auf die

[1]) Mir wird immer unvergeßlich sein, mit welcher frappierenden Gewalt der Eindruck des pfeifenden Sturms in der E-Moll-Stelle zur Geltung kam (Takt 19), als ich die Etude von RUBINSTEIN vorgetragen hörte.

Musik überträgt, durch die wir jene nachahmen. In manchen Fällen werden dabei die nachgeahmten Vorgänge direkt als solche in unserem Bewußtsein auftauchen. Es braucht das aber keineswegs immer der Fall zu sein. Wenn die Verbindung gewisser Formen der Musik mit gefühlsmäßigen seelischen Bestimmungen auf dieser Grundlage einmal bis zu einem gewissen Grade ausgebildet und befestigt ist, können die Mittelglieder, auf denen jene Verbindung beruhte, auch ausfallen. Die ästhetische Wirkung eines leisen sanften Plätscherns, eines Sausens, eines lärmenden Dröhnens kann stattfinden, ohne daß dabei an den Bach, den Sturm, die Schlacht ausdrücklich und bewußt gedacht wird. Allerdings wird der Erfolg der Musik sehr wirksam unterstützt, wenn wir auf jene Vorgänge ausdrücklich hingewiesen werden, wie es in der sog. Programm-Musik zu geschehen pflegt.

Außer Vorgängen der Natur kann die Musik auch ganz allgemein Bewegungen, namentlich menschliche Bewegungen durch die Nachahmung ihrer zeitlichen Formen wiedergeben und dadurch entsprechende Stimmungen und Gefühle ausdrücken bzw. hervorrufen. Ich rechne hierhin schon das leidenschaftliche Drängen und Treiben, das zaudernde Zurückhalten, wie es durch leichte Variierungen des Tempos, aber wohl auch in anderer Weise (Zu- und Abnahme der Tonstärke) dargestellt werden kann. Der Unterschied des legato- und staccato-Spiels entspricht ganz genau den Verhältnissen menschlicher Gehbewegung, wie sie einerseits bei ruhigem Schreiten und andererseits beim Laufen gegeben sind. Ganz allgemein eignet er sich zur Darstellung eines leichten Hüpfens, eines ruhigen gleichmäßigen Fließens, aber (beim legatissimo) wohl auch eines besonders innigen Aneinanderschließens. — Auch viele speziellere Verhältnisse können in ähnlicher Weise angedeutet werden, so ein sanftes Sichanschmiegen und ein trotziger Widerstand, das Widerspiel von Frage und Antwort, ein anmutiges und gewandtes Ausweichen usw. In Nr. 3 der SCHUMANNschen Kinderszenen, die „Haschemann" überschrieben ist, wird nicht nur überhaupt die Bewegung lustig durcheinanderlaufender und sich jagender Kinder anmutig dargestellt, sondern man erkennt auch leicht an einer Stelle (Takt 8 und 9 des 2. Teils), wie ein Kind ein anderes beinahe schon eingeholt und gegriffen hat, dieses aber im letzten Augenblick noch ausweicht und entschlüpft.

Das hiermit eröffnete Feld, die Nachahmung menschlicher Bewegungen, wird durch einen besonderen Umstand noch in wichtiger Weise erweitert, und wir kommen damit auf Fälle, die ich als eine Kombination der beiden ersterwähnten deuten möchte. Unsere Ausdrucksbewegungen sind ja sehr mannigfaltiger Art; nicht alle bestehen in der Hervorbringung sprach- oder gesangartiger Laute, die ähnlich in der Musik zur Erscheinung kommen können. Oft sind sie durch Bewegungen ganz anderer Art gegeben. Aber auch diese nicht-klanglichen Ausdrucksbewegungen können nun, ähnlich wie andere Vorgänge, Gegenstand der musikalischen Nachahmung werden. So kann es dahin kommen, daß gewisse Formen der Musik indirekt mit Stimmungen oder Gefühlen in Beziehung gesetzt werden.

Man denke z. B. an den Charakter des Ernsten und Feierlichen. Das Primäre dürften hier gewisse Gestaltungen der Haltung und Gehbewegung sein, in denen jene Stimmungen unmittelbar zum Ausdruck kommen, der gravitätische, würdevolle Gang u. dgl. Indem aber die Musik gewisse Merkmale desselben, die Langsamkeit der Bewegung, die Einfachheit der rhythmischen Formen nachahmt, wird sie befähigt, selbst die entsprechenden Stimmungen auszudrücken oder hervorzurufen. Es ist auch ganz verständlich, daß solche Bewegungen gerade da am meisten charakteristisch hervortreten, wo wir schon durch andere Umstände auf die Gehbewegungen hingewiesen werden, so z. B. im Trauermarsch. Nach dem gleichen Prinzip bin ich geneigt, den musikalischen Ausdruck eines kraftvollen Entschlusses zu deuten, der ja nicht selten durch die Vortragsbezeichnung risoluto noch besonders unterstrichen wird. Was hier nachgeahmt wird, dürften gewisse nicht auf klanglichem Gebiete liegende Ausdrucksbewegungen sein, die diesen seelischen Vorgang häufig begleiten. Ein plötzliches Aufspringen, die unvermittelt einsetzenden ausgedehnten Muskelspannungen, die man als ein „Sich-zusammenreißen" bezeichnet, sind solche Begleiterscheinungen des Entschlusses. Ihnen gleichen gewisse musikalische Gestaltungen, der plötzliche Übergang zu größerer Tonstärke, zu schärferer Akzentuierung, schnellerem Tempo u. dgl.

Die genannten drei Fälle, die Nachahmung des Klanges stimmlicher Ausdrucksbewegungen, die Nachahmung sonstiger, insbesondere der Natur oder dem menschlichen Leben angehöriger Vorgänge, und die Nachahmung nicht-stimmlicher Ausdrucksbewegungen dürften wohl die durchsichtigsten Formen darstellen, in denen schönheitsfremde Gefühlsbetonungen der Musik sich entwickeln können. Gleichwohl bin ich nicht der Meinung, hiermit den ganzen Gegenstand erschöpft zu haben. Ich möchte vielmehr ausdrücklich hervorheben, daß wir in manchen Hinsichten hier auf derzeit wohl unlösbare Fragen und dunkle Probleme geführt werden. Und es erscheint zweifelhaft, ob die genannten Prinzipien ausreichend sind oder ob neben ihnen noch andere, sei es mehr oder weniger ähnliche, sei es auch ganz verschiedene herangezogen werden müssen. Unter den schönheitsfremden Gefühlen, die mit der Musik in vorzugsweise enger und bedeutungsvoller Beziehung stehen, sind es namentlich zwei Gruppen, die auf mancherlei Dunkelheiten führen und die daher noch eine etwas genauere Besprechung finden sollen. Die eine ist das Gefühl der Furcht, das in dem Eindruck von etwas Unheimlichem, Gespenstigem noch spezieller bestimmt sein und sich zu dem Gefühl des Grauens und Entsetzens steigern kann. Erinnern wir uns eines wohlbekannten Musikstückes, dem schon die eingebürgerte populäre Benennung eine solche Beziehung zugeschrieben hat, des BEETHOVENschen Geister- oder Gespenster-Trios (D-Dur op. 70, Nr. 1). Der Mittelsatz, auf den sich jene Benennung bezieht, zeigt in der Tat an vielen Stellen in der musikalischen Bewegung jene zerrissene, zerflatternde Form, die uns wohl an die vormals den Gespenstern zugeschriebene, jetzt noch als gespenstig bezeichnete Erscheinungsweise, ein unruhiges und regelloses Verschwinden und Wiederauftauchen erinnern kann. Man kann also wohl geneigt sein, den Zusammenhang nach dem zweiten unserer Prinzipien zu deuten, ihn als eine Nachahmung aufzufassen. — Ein anderes in exquisiter Weise auf jenes Gefühl oder jenen Stimmungskomplex eingestelltes Stück ist die BRAHMSsche Ballade in D-Moll, der die bekannte alt-schottische Edward-Ballade zu Grunde liegt und deren Anfang nachstehend abgedruckt ist:

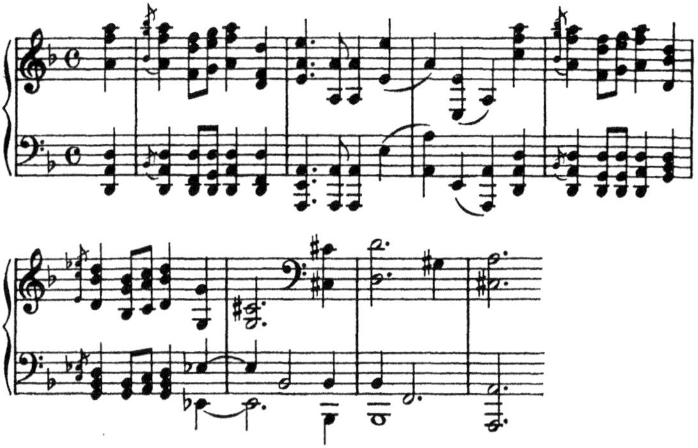

Gleich bei den ersten Takten hat man den Eindruck, daß es einen kalt überläuft, daß man etwas Furchtbarem, Grauenvollem gegenübersteht. Die vorhin versuchte Deutung versagt aber in diesem Falle gänzlich. Die Takte zeigen eine ganz ruhige Bewegung, und es erscheint schwer zu sagen, wie der unverkennbare und gewaltige Eindruck des Unheimlichen, Grausigen zustande kommt. Verständlicher erscheint die Verbindung mit einem Gefühlswert von Takt 27 ab. Der

Übergang in die Dur-Tonart hat hier nichts von dem heiteren und schönheitsfrohen Wesen, das wir sonst wohl der Dur-Tonart im Gegensatz zu dem düsteren und traurigen Moll zuzuschreiben pflegen. Vielmehr glauben wir hier den durch höchste Seelennot erpreßten Aufschrei wahnsinniger Angst zu vernehmen. Wir werden hier also vielleicht an die direkte Beziehung zu den physiologisch begründeten stimmlichen Ausdrucksbewegungen denken können, wie wir sie an erster Stelle zur Erklärung der Freude oder Schmerz ausdrückenden Arten der Musik heranzogen.

Die andere Gruppe mit der Musik aufs engste zusammenhängender Gefühle, die hier noch eine besondere Besprechung finden sollen, sind diejenigen, die im Religiösen wurzeln oder ihm nahe stehen. Wir können hierhin schon das Gefühl des Erhabenen und Feierlichen rechnen, für dessen musikalische Darstellung wir vorhin eine Erklärung versucht haben. Indessen sind die Gefühle, um die es sich hier handelt, doch sehr viel mannigfaltiger und reichhaltiger. Ein schönes Beispiel für das, was die Musik, und zwar die rein instrumentale, auszudrücken vermag, bietet der dritte Satz in BEETHOVENS A-Moll-Quartett, op. 132, den der Meister selbst als Heiligen Dankgesang eines Genesenen an die Gottheit überschrieben hat. Das psychologisch schon selbst schwer zu erfassende Gefühl der Andacht bildet bei der religiös gestimmten Musik wohl immer die Grundlage. Aber je nach Umständen kann es durch das Gefühl friedevoller Ruhe, frommen Dankes, inbrünstiger Bitte, auch wohl der Reue und Zerknirschung usw. noch eine besondere Färbung bekommen, vielfach jedoch auch isoliert ohne irgendeinen dieser Beiklänge auftreten. Ganz überwiegend finden wir nun allerdings diese Gefühlsverbindungen bei der Vokalmusik, dem Choral, der Messe, dem Oratorium, und wir kommen hiermit auf Verhältnisse ganz neuer, bisher noch nicht in Betracht gezogener Art, die offenbar für die Verknüpfung der Musik mit allen möglichen schönheitsfremden Gefühlen von größter Bedeutung sind.

Wird die Musik von Worten begleitet, so wird dies vor allem geeignet sein, unsere Gedanken in bestimmte Richtung zu lenken und die Musik mit bestimmten Gefühlen in Verbindung zu setzen. Indessen werden wir uns doch, gerade im Zusammenhang mit der hier behandelten Aufgabe hüten müssen, die Tragweite dieser Verhältnisse zu überschätzen. Sicher ist, daß wir an die Musik einen weit leichter zu erfüllenden Anspruch machen, wenn wir nur verlangen, daß sie einen durch die Worte festgelegten Gefühlskomplex in passender und angemessener Weise zu begleiten geeignet sein, als wenn wir fordern, daß sie jene Gefühle selbständig für sich allein zu erzeugen imstande sein soll. Und gewiß ist ihre Verbindung mit bestimmten Gedanken und Gefühlen sehr häufig nur von der ersteren, nicht aber von der letzteren Art. Nicht minder ist zuzugeben, daß, wenn wir einmal angefangen haben, Lieder u. dgl., die durch den sprachlich gegebenen Inhalt auf ein gewisses Gefühl gestimmt sind, mit einer Musik gewisser Art zu begleiten, alsdann durch die häufige Wiederholung dieser Zusammenhang sich mehr und mehr befestigen wird. So kann es allmählich auch dahin kommen, daß die betreffenden musikalischen Gebilde auch von sich aus, ohne die Mitwirkung der Sprache geeignet sind, jene Stimmungen und Gefühle auszulösen oder wenigstens anklingen zu lassen. Dies wird uns aber der Frage nicht überheben, weshalb denn von Anfang an gerade für den Ausdruck bestimmter Gefühle und Stimmungen diese bestimmten Arten von Musik gewählt worden sind. Aus den eigentümlichen Verhältnissen der Vokalmusik können wir immer nur die Weiterentwicklung, Verstärkung, evtl. Modifikation eines zwischen Musik und gewissen Arten von Gefühlen und Stimmungen bestehenden Zusammenhanges erklären. Solche Ausbildungen aber können nur Platz greifen, wenn eine auf anderweiter Grundlage beruhende Verknüpfung bereits gegeben ist. Diesen Verhältnissen einer fortschreitenden Entwicklung werden wir im folgenden Kapitel nachzugehen und dabei auch auf die Bedeutung der vokalen Musik eingehend zurückzukommen haben. Hier sollten gerade die ersten Anfänge und Ausgangspunkte solcher Zusammenhänge nachgewiesen werden. Diese in der Vokalmusik finden zu wollen, hieße sich einer petitio principii schuldig machen, hieße eine Erklärung geben, die das zu Erklärende schon voraussetzt. So muß es denn wohl gerade für die Verknüpfung der Musik mit religiösen Gefühlen im weitesten Sinne des Wortes dahingestellt bleiben, ob sie auf eins der vorhin dargelegten Prinzipien zurückgeführt werden kann, oder ob noch psychologische Verhältnisse ganz anderer Art dabei ins Spiel kommen. Zweifelhaft bleibt nicht nur, ob der Eindruck des Feierlichen, Erhabenen sich ausschließlich in der dort angedeuteten Weise entwickelt, sondern auch, ob wir gerade in ihm den Ausgangspunkt aller religiösen Gefühle zu erblicken haben.

Anhangweise seien hier noch gewisse emotionelle Wirkungen der Musik erwähnt, die aus dem Rahmen der übrigen als etwas ganz Verschiedenes herausfallen und die man nicht unzutreffend als nicht-musikalische Wirkungen der Musik bezeichnen könnte. Was ich hier im Auge habe, wird sogleich deutlich werden, wenn ich ein sehr bekanntes Beispiel dieser Wirkungsweise nenne, nämlich den Paukenschlag in der nach ihm benannten HAYDNschen Symphonie. Seine unvermittelte Einschaltung in eine leise und zart dahingleitende Musik ist zweifellos geeignet, einen Schreck hervorzurufen, um so mehr, je unerwarteter er kommt. Hierauf ist es auch ganz besonders abgesehen, da der erste Teil des Andante ihn erst bei der Wiederholung bringt, wo der Hörer durch die erste Ausführung noch den anderen Abschluß, der ohne den Paukenschlag leise und zart zu Ende geht, im Ohre hat und wieder erwartet. Diese Hervorrufung eines Schrecks hat nun gar nichts spezifisch Musikalisches an sich. Jedes unerwartete und plötzlich einsetzende Geräusch, ein Knall z. B., ruft ihn gleichermaßen hervor. Ja, es brauchen nicht einmal dem Gehörssinn angehörige Empfindungen zu sein. Der starke Lichtblitz (z. B. bei einer Momentaufnahme mit Magnesiumlicht) ruft durch die Wirkung auf unser Sehorgan, ein Schlag, den wir plötzlich erhalten, durch Wirkung auf unsere Hautsinne nach demselben Prinzip Schreck hervor. Die Musik bedient sich also hier eines allgemeinen physiologischen Zusammenhanges, um einen Erfolg hervorzurufen, der auch von den sonstigen gefühlsmäßigen Wirkungen der Musik ganz verschieden ist. Eben dies aber war auch bezweckt. Denn, wie bekannt, ging ja die Absicht des humorvollen Komponisten dahin, die Hörer aus dem schläfrigen Hindämmern, in das sie zu Anfang eines zarten und langsamen Satzes regelmäßig zu versinken pflegten, durch den Schreck, die Überraschung zu lebhafterer Aufmerksamkeit aufzurütteln. Gewiß haben wir es hier mit einer emotionellen Wirkung der Musik zu tun, mit einer solchen jedoch, die durch die angewandten Mittel, durch den erzielten Erfolg, ja auch durch die zugrunde liegende Absicht von den anderen gefühlsmäßigen Erfolgen der Musik gänzlich verschieden ist. — Wir können dem noch manches Ähnliche anreihen. Schon das gleiche Musikstück führt uns auf eine solche Bemerkung. Wer es schon kennt, wird ja durch den Paukenschlag nicht mehr überrascht und nicht erschreckt. Aber es wird wohl niemand die betreffende Stelle hören, ohne durch ein vergnügliches Lächeln zu verraten, daß er durch einen, in ihr sich kundgebenden Humor erheitert wird. Auf Stellen, denen etwas ausgesprochen Humoristisches eigen ist, stoßen wir nicht ganz selten. Ich erinnere z. B. an die Worte: „Der Trompeter tät' den Schnurrbart streichen usw." in der LOEWEschen Ballade vom Prinz Eugen:

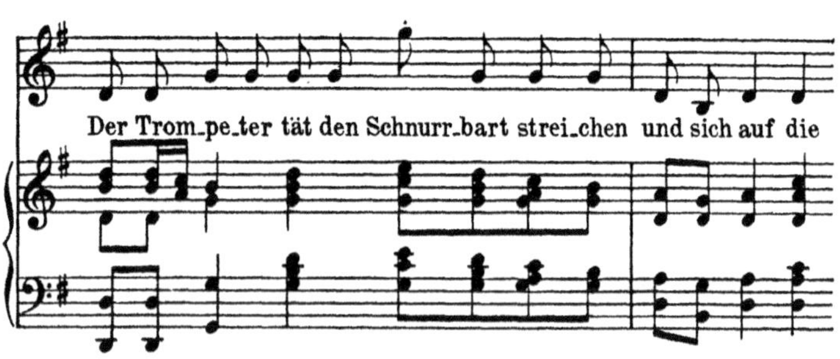

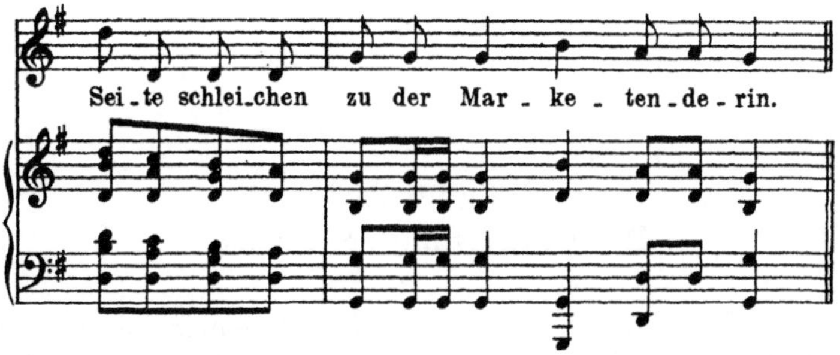

Die köstliche Vertonung mit der zweimal um eine Oktav emporschnellenden Singstimme entspricht ganz dem behaglichen Schmunzeln, mit dem der Trompeter sich seines Erfolges, des „wie Ungewitter weit ins Türkenlager hin" erklingenden Chorgesanges erfreut, und hat wohl ungezählte Hörer in eine ähnliche Stimmung versetzt.

Viertes Kapitel.

Die Umwertung der Musik.

Für die Verknüpfung der Musik mit dem Eindruck des Schönen, sowie mit einer Anzahl schönheitsfremder Gefühle (Freude, Schmerz, Furcht usw.) hatten wir in den beiden voraufgehenden Kapiteln versucht, die Grundlagen aufzuzeigen. Diese waren in psychologischen Verhältnissen verschiedener Art zu finden, die sich einer weitergehenden oder tiefer dringenden Erörterung an dieser Stelle entzogen, insofern also wenigstens im gegenwärtigen Zusammenhang als etwas Endgültiges zu behandeln waren. Wiederholt aber hatten wir Anlaß, zu betonen, daß wir hiermit nur die Ausgangspunkte einer weitgehenden, psychologischen Gesetzen folgenden Entwicklung gekennzeichnet haben. Erst durch die genauere Verfolgung dieser Verhältnisse der Ausbildung, Umwandlung usw. werden wir hoffen dürfen, für die Art, in der sich die Gefühlswerte der Musik darstellen, ein vollständiges Verständnis zu gewinnen. Diese Dinge im Zusammenhang zu besprechen, wollten wir dem folgenden Kapitel vorbehalten. Da es wünschenswert ist, für die Gesamtheit dieser Vorgänge eine kurze und einheitliche Bezeichnung zu besitzen, so wollen wir von einer Umwertung der Musik sprechen.

Wir können hier als Einfachstes die Tatsache an die Spitze stellen, daß jede derartige psychologische Verbindung durch wiederholte Betätigung an Sicherheit und Festigkeit gewinnt. Die Verknüpfung gewisser musikalischer Gebilde mit dem Gefühl der Schönheit oder anderen gefühlsmäßigen Affekten mag bei jemandem zunächst von der Art sein, daß die betreffenden Eindrücke nur zuweilen, etwa unter besonders günstigen Bedingungen, und auch dann nur andeutungsweise, hervorgerufen werden. Geschieht dies zu wiederholten Malen, so wird bald ein psychologischer Zustand eintreten, vermöge dessen jedesmal, wenn die betreffende oder eine ähnliche Musik gehört wird, eine gefühlsmäßige Affektion, evtl. auch in stärkerer und deutlicherer Ausprägung stattfindet. Diese Umstände sind von um so größerer Bedeutung, als die Gefühlsverbindungen, die wir als Grundlagen oder Ausgangspunkte der weiteren Entwicklung kennen lernten, ja besonders häufig nur in einem leisen Anklingen, in einer Disposition, einer Einstellung bestehen. Dieses gibt nun den weitesten Abstufungen Raum, und nach häufiger Wiederholung wird dies Anklingen als ein lebhafteres, deutlicher zum Bewußtsein gelangendes, gegeben sein. Aber auch die einfache Intensitätssteigerung der hervorgerufenen Gefühle wird, wenigstens teilweise, hierher zu rechnen sein. Bei denjenigen, die sich andauernd mit Musik beschäftigen, steigert sich sicherlich der Eindruck der musikalischen Schönheit. Während zunächst nur ein leichtes Wohlgefallen empfunden wurde, kann so der Gefühlserfolg der Musik zu einem höchsten Grade des Entzückens werden. Wir werden später sehen, daß an dieser Wandlung zwar sehr viele und verschiedenartige Faktoren beteiligt sein können; gewiß ist sie aber großenteils auf eine gesteigerte Wirksamkeit zu beziehen, die die Folge eines wiederholten Erlebens ist.

Der Erfolg eines solchen braucht nun aber nicht allein in der Sicherung und Befestigung eines ganz bestimmten allemal gleichen Zusammenhanges zwischen akustischen Empfindungen und gefühlsmäßigen Emotionen zu bestehen. Im allgemeinen wird hierbei zugleich eine Erscheinung eintreten, die ich, im Anschluß an einen bei anderer Gelegenheit benutzten Ausdruck[1]), eine Expansion der Zusammenhänge nennen möchte. Ist die Empfindung A mit dem emotionellen Zustande E verknüpft, so wird es vielfach dahin kom-

[1]) v. Kries: Vom Komischen und vom Lachen. Archiv für Psychiatrie und Nervenkrankheiten. Bd. 74. S. 241. 1925. (Hoche-Festschrift).

men — darin drückt sich ein ganz allgemeines Gesetz psychologischen Geschehens aus —, daß gewisse Empfindungen A', die dem A ähnlich sind, auch dem E verwandte emotionelle Zustände E' hervorrufen. Die Merkmale musikalischer Gebilde, durch die sie befähigt werden, Gefühle aller Art, das der Schönheit sowie die verschiedensten schönheitsfremden zu erregen, sind fast durchgängig von der Art, daß sie weitgehende Abstufungen qualitativer wie intensiver Art gestatten. So ergibt sich ein weiter Bereich von Empfindungen, die zwar verschieden sind, doch aber gleichartig oder verwandt erscheinen. Für die gefühlsmäßige Wirkung des ganzen Bereiches wird es genügen, wenn nur für einen kleinen Teil desselben jene, in den voraufgehenden Kapiteln erörterten Umstände zutreffen, durch die an die akustische Empfindung ein emotioneller Erfolg geknüpft wird. Durch die allgemeinen Verhältnisse der Expansion werden diese Zusammenhänge auf das ganze viel ausgedehntere Gebiet erstreckt werden. Für den Eindruck des Feierlichen und Erhabenen hatten wir z. B. den Ausgang in der Erinnerung an gewisse Formen der Gehbewegungen gefunden. Es beruht auf einer Expansion und ist durch eine solche erklärlich, wenn er nun auch musikalischen Gebilden, ja gerade solchen in höchstem Maße zukommt, die direkt gar nicht mehr geeignet sind, an eine bestimmte Gehbewegung zu erinnern, in welchen vielmehr nur gewisse Merkmale, die dies bedingen, in vermehrtem Grade vorhanden sind. — Die Ähnlichkeit mit den Naturlauten des Schmerzes kommt vielfach der traurig gestimmten Musik nicht eigentlich zu. Trotzdem dürfen wir annehmen, daß der Eindruck des Schmerzlichen in letzter Instanz hierauf zurückzuführen ist, weil die musikalischen Gebilde als Steigerungen oder Modifikationen denjenigen nahestehen, welche ihrerseits an jene Naturlaute erinnern und daher zum Ausdruck des Schmerzes geeignet erscheinen. Zufolge solcher Ähnlichkeitsbeziehungen werden, wie schon angedeutet, auch Gefühle hervorgerufen, die den ursprünglichen nur mehr oder weniger gleichen, nicht aber mit ihnen identisch sind.

Diesen Formen, in denen der Zusammenhang der Musik mit Gefühlen sich wandelt und ausbildet, sei noch eine weitere angereiht. Wenn zwei oder mehrere Gefühle häufig gleichzeitig erregt werden, so können sie in einem mehr oder minder festen Komplex vereinigt werden, der dann vorzugsweise leicht wieder in dieser Kombination hervorgerufen wird. Besonders dann wird dies der Fall sein, wenn durch eine, eben jene Kombination bedeutende Benennung oder andere Umstände dieses einheitliche Auftreten noch begünstigt wird. Hierhin möchte ich z. B. die religiösen Stimmungen der Andacht usw. rechnen. Hier ist das Gefühl der musikalischen Schönheit mit bestimmten schönheitsfremden Gefühlen vereinigt. Auch wird diese Verbindung, weil sie an einen bestimmten einheitlichen Gedankenkreis geknüpft ist, vorzugsweise in immer gleicher Weise erlebt und dadurch fortschreitend befestigt.

Durch die angeführten psychologischen Verhältnisse (es bleibe dahingestellt, ob noch andere von ähnlicher Bedeutung hinzutreten) wird jedenfalls im allgemeinen verständlich, daß der Zusammenhang der Musik mit Gefühlen sich im Laufe der Zeit verändert, daß eine „Umwertung“ überhaupt stattfindet. Indessen wird der bloße Hinweis auf diese allgemeinen Formen psychologischen Geschehens und die dadurch gegebenen Entwicklungsmöglichkeiten nicht sehr befriedigend, jedenfalls nicht ausreichend erscheinen. Interessanter und belehrender ist es, eine Anzahl besonderer Formen kennenzulernen, in denen sich Vorgänge der erwähnten Art tatsächlich vollziehen, und die Umstände darzulegen, durch die die Umwertung in bestimmte Bahnen gelenkt wird. Hier ist nun an erster Stelle die produktive Tätigkeit des frei schaffenden und erfindenden Künstlers zu erwähnen. Auf den ersten Blick zwar könnte es scheinen, als ob wir hier in einer logisch fehlerhaften Weise das zu Erklärende schon voraussetzten. Denn dem Tondichter wird ja irgendeine Art der Musik nur einfallen, oder er wird sie, wenn sie durch ein Spiel der Phantasie in ihm auftaucht, nur dann als beachtenswert festhalten, wenn ihr gewisse Gefühlswerte schon zukommen. Der Zusammenhang zwischen Musik und Gefühlen, dessen Entstehung wir erklären wollen, scheint also der Erfindung schon vorausgehen zu müssen. Indessen ist doch der Vorgang der Produktion, namentlich bei den großen Tondichtern, sicher ein anderer. Er besteht darin, daß die herkömmlichen und bekannten Formen dem Künstler nicht genügen, daß sie ihm für das, was sein Gemüt bewegt, als kein angemessener, kein befriedigender Ausdruck erscheinen, daß er neue, diese Ansprüche erfüllende Gebilde in angestrengter und ausdauernder Bemühung sucht, bis er das ihm Genügende gefunden, richtiger gesagt, bis er es in wiederholter Umgestaltung erzeugt und erschaffen hat. So schreitet denn die Entwicklung und Bereicherung der der Musik eigenen Gefühlsverknüpfungen in untrennbarem Zusammenhange mit der musikalischen Erfindung fort. Die „Umwertung" vollzieht sich zunächst in der Seele des schaffenden Künstlers. Das produktive Schaffen erscheint recht eigentlich als das Vehikel, von dem die Wandlungen des musikalischen Geschmackes getragen werden. — Es erklärt sich aber hieraus auch, daß die Umwertung ganz vorzugsweise in der Erzeugung neuer Gebilde besteht, welche als musikalisch wohlgefällig empfunden werden. Der Kreis des musikalisch Schönen erfährt eine fortdauernde Erweiterung. Aber die Wandlung beschränkt sich nicht hierauf. Sie besteht nicht nur darin, daß bestimmte Gefühlserfolge an andere musikalische Gebilde als vordem geknüpft werden. Neue seelische Erregungen, in denen die reine musikalische Schönheit mit schönheitsfremden Gefühlen in einer vordem nicht bekannten Weise vereinigt sind, suchen und finden ihren Ausdruck. Man könnte vielleicht behaupten, daß Gefühle von der Tiefe und Mannigfaltigkeit der anklingenden Emotionen, von der eigenartigen Färbung der musikalischen Schönheit, wie sie z. B. Beethoven und Brahms zuerst selbst empfunden, dann durch ihre Kompositionen in vielen anderen erregt haben, niemals zuvor von irgend jemand erlebt worden waren. Damit ist natürlich ganz wohl vereinbar, daß der Fortgang den vorhin gekennzeichneten psychologischen Formen entspricht. Die Musik, die der Komponist als seinem Ideale genügend bildet und festhält, wird eben im allgemeinen gewohnte Merkmale in intensiver Steigerung, in qualitativen Modifikationen, in veränderter Vereinigung zahlreicher einzelner enthalten. Der Übergang zu ihr wird dann als Expansion, als Bildung von Komplexen anzusprechen und zu deuten sein.

Unter ganz anderen Bedingungen steht die Umwertung der Musik bei der großen Masse der nicht selbständig Produzierenden, beim musikalischen Publikum. Sie ist hier ein wesentlich rezeptiver Vorgang oder wenigstens an solche geknüpft; sie wird in erster Linie bestimmt durch das, was wir wiederholt hören. Es ist hier zunächst zu beachten, daß jeder in dem Lebensalter, wo er mit selbständigem Urteil zu hören anfängt, schon viel Gelegenheit gehabt hat, Musik in sich aufzunehmen, also eine gewisse Umwertung, eine gewisse Ausbildung des musikalischen Geschmacks schon stattgefunden hat, welche den Ausgangspunkt für weitere Wandlungen und Entwicklungen abgibt. Tritt nun auf diesem Punkte eine neuartige Musik an uns heran, zu der ein schaffender Künstler durch einen weiteren Schritt der Umwertung geführt worden ist, so kommt alles darauf an, ob in der Seele des Hörenden eine gleichartige Umwertung sich vollzieht, ein gleichartiger Wandel des Geschmacks stattfindet. Es ist bekannt, daß in dieser Hinsicht der Gang der Dinge der allerverschiedenste sein kann. Handelt es sich nicht um sehr tiefgreifende Änderungen, so wird auf sie ohne weiteres zu rechnen sein. Eine derartige Musik wird vielleicht als eigenartig, als originell empfunden, gleichwohl aber oder vielmehr gerade deshalb sofort mit lebhaftem Beifall, mit freudiger Zustimmung aufgenommen werden. In vielen Fällen jedoch verhält sich dies, wie eine vielfältige Erfahrung gelehrt hat, ganz anders. Eine neue Art von Musik, selbst solche, die in späterer Zeit als überaus großer Fortschritt gewertet wird, ja vielleicht gerade solche am meisten, erfährt in der Regel zuerst schärfste Ablehnung. Jedermann weiß, wie nicht nur die Werke von RICHARD WAGNER, BRAHMS, REGER, sondern auch die von SCHUMANN, BEETHOVEN und MOZART ein solches Stadium durchzumachen hatten. Ob nun eine neuartige Musik nach längerer oder kürzerer Zeit, in größerem oder geringerem Umfange sich durchsetzt und Anerkennung findet, das wird hauptsächlich von zwei Umständen abhängen. Einesteils nämlich wird es auf die Natur der betreffenden Umwertung ankommen. Sie kann, wie schon gesagt, eine tiefer oder weniger tief greifende sein, und danach wird es vor allem sich bestimmen, ob sie früher oder später, schon nach wenig oft oder erst nach vielmals wiederholtem Hören, bei einem größeren oder kleineren Hörerkreise sich einstellt. Außerdem spielen aber doch mehr äußerliche Verhältnisse eine große Rolle. Befreundet sich zunächst eine kleine Zahl von Berufsmusikern mit einer neuen Art von Musik, so kann das dazu führen, daß diese auch in größerem Umfange dem Publikum mit dem Anspruch auf Beachtung vorgeführt wird, und allmählich auch in weiten und weiteren Kreisen Anklang findet. Es ist bekannt, wieviel es für die Popularisierung der BRAHMSschen Kompositionen bedeutet hat, daß BÜLOW mit der ganzen Wucht und Energie seiner Persönlichkeit sich für sie einsetzte. Solche Bedingungen werden nicht überall gegeben sein. Und sicher kann es, wo sie fehlen, auch dazu kommen, daß die Werke eines Tondichters unbeachtet bleiben und der Vergessenheit anheimfallen, Werke, die unter günstigeren äußeren Bedingungen im weiteren Publikum viel Beachtung und Anklang hätten finden können.

Ich erwähne noch einige Punkte, die für das Platzgreifen einer „Umwertung“ in weiteren Kreisen von Bedeutung sind. In den meisten Fällen besteht die Umwertung ja darin, daß eine neue Art von Musik bei wiederholtem Hören allmählich mehr und mehr auf uns wirkt, daß wir, anfänglich verständnislos ihr gegenüberstehend, ein zunehmendes Wohlgefallen an ihr empfinden. Erwähnenswert ist nun, daß in gewissen Fällen durch das häufig wiederholte Erleben nicht der gewöhnliche, sondern der entgegengesetzte Erfolg hervorgerufen wird. Wenn durch gewisse musikalische Gestaltungen anfangs ein Gefühl ästhetischer Mißbilligung erregt wird, wenn wir sie als unschön, als hart, gezwungen, bizarr empfinden, so stumpfen sich diese Gefühle allmählich ab und können schließlich ganz schwinden. Besonders ist dies dann der Fall, wenn zugleich irgendwelche andere Gefühle des Wohlgefallens in steigendem Maße erregt werden. Die Gewöhnung an eine Musik, die wir zunächst als fremdartig und unverständlich ablehnen, beruht wenigstens häufig auf diesem Umstande.

Ich kann als sehr deutlichen Beleg hierfür eine persönliche Erfahrung anführen. Als ich vor nunmehr ca. 40 Jahren anfing, mich mit der Brahmsschen Kammermusik bekannt zu machen, fühlte ich mich durch dieselbe seltsam abgestoßen und konnte mich lange mit ihr nicht befreunden. Es lag das aber nicht, wenigstens nicht in erster Linie daran, daß mir die spezifisch Brahmssche Schönheit unverständlich oder ich für dieselbe nicht empfänglich gewesen wäre. Das ging schon daraus hervor, daß die Kammermusik an einzelnen Stellen, mehr noch viele Lieder den allertiefsten, oft auch restlos befriedigenden Eindruck machten. Meist wurde er aber dadurch gestört und beeinträchtigt, daß ich vieles andere als positiv unschön und abstoßend, als Härten und Willkürlichkeiten empfand. Dieses Gefühl hat sich bei längerer, namentlich auch ausübender Beschäftigung mit den Brahmsschen Kompositionen durch eine fortschreitende Gewöhnung, ja man kann wohl sagen, eine allmähliche Abstumpfung gegenüber jenen Eindrücken fast vollständig verloren, so daß ich jetzt dadurch wenig mehr gestört werde und die Werke als restlos schön genießen kann. Charakteristisch bleibt aber doch, daß, wenn ich einmal lange Zeit Brahmssche Kompositionen weder selbst gespielt noch anderweit gehört habe, ich jene mir widerstrebenden Eindrücke stets zuerst wieder lebhaft empfinde. Ich brauche einige Zeit, um das zu überwinden, um mich wieder in die Brahmssche Musik, selbst die mir aufs genaueste bekannten Stücke einzugewöhnen, eine Zeit, die freilich weit kürzer ist, als die, welche für das erstmalige Einleben erforderlich war.

Wir werden ferner bei späterer Gelegenheit sehen, daß das technische Studium einer uns vorliegenden Komposition, da es an unsere Phantasie und Erfindung stets gewisse Ansprüche stellt, mit der Tätigkeit des frei schaffenden

Künstlers eine gewisse Ähnlichkeit besitzt oder sich ihr in gewissem Maße annähert. Dies gilt auch hier. In eine uns noch neue und unverständliche Musik leben wir uns am besten ein, wenn wir, studierend, sie im Vortrage möglichst schön, möglichst wirkungsvoll zu gestalten suchen. Eine Umwertung erfolgt also auch hier am besten und sichersten, wenn wir, dem schaffenden Komponisten ähnlich, ein uns befriedigendes Ideal erstreben und suchen. Die Zahl derjenigen, die sich in dieser Weise reproduzierend und dabei doch selbständig gestaltend, mit Musik beschäftigen, ist ja nun außerordentlich groß. Ich möchte daher behaupten, daß gerade dieser Vorgang eines sorgfältigen technischen Studiums für die Ausbreitung des Geschmackes an einer neuen Art von Musik von hervorragender Bedeutung ist.

Hier ist nun auch der Ort, auf die weitgehende Bedeutung zurückzukommen, die der Vokalmusik in dieser Hinsicht zukommt[1]). Die unmittelbare Vereinigung von Musik und Sprache, die in ihr stattfindet, ermöglicht auch eine Verknüpfung zwischen der Musik und den durch die Sprache ausgedrückten Gefühlen. Auch sind wir mittels der Sprache ja imstande, Gefühle viel deutlicher und spezieller zum Ausdruck zu bringen, als das durch die Musik allein möglich ist. Nun sahen wir zwar, daß, wenn wir uns nicht durch eine petitio principii täuschen lassen, stets eine anderweit begründete Beziehung zwischen Gefühl und Musik als schon gegeben, als Ausgangspunkt einer fortschreitenden Entwicklung vorausgesetzt werden muß. Allein wir betonten auch, daß diese Ausgangspunkte in einer sehr lockeren Verbindung bestehen können. Wenn ein produzierender Künstler im Lied, im Chorgesang der Oratorien, in der Oper für bestimmte Gefühlskomplexe einen bestimmten musikalischen Ausdruck findet, so kann das auf geringen, oft kaum deutlich nachweisbaren, vor allem aber nur für ihn selbst bestehenden Zusammenhängen beruhen. Ist nun aber eine solche Komposition einmal vor das Publikum gestellt, und, gleichviel

[1]) Vgl. o. S. 77.

aus welchen Gründen, mehr oder minder eindrucksvoll, so wird die betreffende Musik nun auch für die Allgemeinheit mit dem bestimmten durch die Worte geforderten Gefühle sich verbinden und diese Verbindung durch Wiederholung sich verstärken und befestigen. Für die Ausbreitung einer bestimmten Gefühlsverknüpfung der Musik spielt also die vokale Musik eine hervorragende Rolle. Ich erinnere hierbei wieder ganz besonders an den religiösen Gedanken- und Gefühlskreis. Die ersten Anfänge für eine Verbindung desselben mit der Musik reichen gewiß in eine entlegene Vergangenheit zurück und beruhen auf Grundlagen, die sich einer ganz sicheren Erfassung vielleicht entziehen. Über diese Anfänge sind wir gegenwärtig weit hinausgelangt, nicht sowohl insofern, als sie verstärkt und befestigt worden wären, als vielmehr insofern, als sie spezialisiert und verfeinert worden sind. Nicht bloß religiöse Stimmung in unbestimmter allgemeiner Weise vermag die Musik auszudrücken, sondern, wie wir vorhin betonten, auch das Gefühl der Erhebung, des Dankes, der Bitte, der Reue u. a. m. Ähnliches gilt für andere Gebiete, so das Gefühl kampffreudigen Trotzes, stiller Entsagung, ruhevollen Friedens. Nicht als ob die Musik für sich allein vermöchte, jedes dieser Gefühle deutlich und in seiner speziellen Bestimmtheit erkennbar hervorzurufen. Aber sie ist doch imstande, sich ihnen in besonderer Weise anzupassen. Es kommt so dahin, daß, wenn irgendwelche, selbst sehr spezielle Gefühle durch Worte gegeben sind, eine bestimmte Musik als eine vorzugsweise angemessene Begleitung derselben erscheint, in der sie gleichsam wiederklingen. Sicherlich wäre eine derartige Entwicklung und Ausbildung des zwischen Musik und unserer Gefühlswelt bestehenden Zusammenhanges ohne die beständige Mitwirkung der Vokalmusik nicht möglich gewesen.

Unsere Befähigung, durch Musik gefühlsmäßig affiziert zu werden, namentlich auch den Eindruck musikalischer Schönheit zu erhalten, zeigt eine fortschreitende Entwicklung noch in einer Art, die von den bisher betrachteten vollständig verschieden ist. Es handelt sich hier um Wandlungen, die einer rein intellektuellen Ausbildung nahestehen. Schon an früherer Stelle (S. 62) wurde darauf hingewiesen, daß unsere ästhetischen Eindrücke niemals ausschließlich durch das bestimmt werden, was wir wirklich hören, geschweige denn durch das, was wir in einem Augenblick gleichzeitig hören. Stets muß das, was wir jeweils direkt akustisch empfinden, durch anderes ergänzt werden, was wir früher vernommen und nur erinnerungsmäßig durch eine Tätigkeit von Gedächtnis und Einbildungskraft, vorstellen. Dazu genügt es aber nicht, daß überhaupt und allgemein das Gehörte im Gedächtnis aufbewahrt wird. Denn es gehört zu den wesentlichen Merkmalen des Gedächtnisses, daß von allem, was ihm überhaupt einverleibt ist, doch immer nur sehr kleine, durch wechselnde Umstände bestimmte Teile vergegenwärtigt werden. Der ästhetische Eindruck hängt nun davon ab, daß gerade diejenigen Teile, die zu dem jetzt Gehörten in bestimmter Beziehung stehen, als Erinnerungen auftauchen. Es wird sich dabei nicht immer um ein sehr deutliches Vorstellen, eine vollkommen bewußte Erinnerung handeln, sondern oftmals nur um jenes „Anklingen", von dem bereits wiederholt die Rede war. In nahem Zusammenhang damit steht etwas anderes. Durch die wechselnde Einstellung unserer Aufmerksamkeit können auch in wechselnder Weise einzelne Teile unserer Empfindungen oder Vorstellungen miteinander in Beziehung gesetzt, in eine engere Verbindung gebracht werden, vermöge deren wir sie als einheitliches Ganzes auffassen, ihre Teile als geordnete Glieder eines solchen empfinden u. dgl. Auch hiervon wird der ästhetische Eindruck in hohem Maße abhängen. Es ist also für die Erzielung eines gefühlsmäßigen Erfolges, wie wir zusammenfassend sagen können, von größter Bedeutung, daß das im Augenblick Gehörte durch geeignete in uns auftauchende oder wenigstens anklingende Erinnerungsbilder ergänzt wird, und daß diese teils untereinander, teils mit dem jeweils Empfundenen in bestimmter Weise in Beziehung gesetzt werden. Das ist es, was das verständnisvolle Hören ausmacht, und dies ist also keineswegs ein rein rezeptives Verhalten, sondern setzt eine beständige aktive Mitwirkung des Hörenden voraus. Was und wie gehört wird, bestimmt sich nicht allein durch das, was die Instrumente spielen; es hängt zum großen Teil von der Subjektivität des Hörenden ab. Einige Beispiele werden das Gemeinte erläutern. Eine Melodie ist ja ein mehr oder weniger zeitlich erstrecktes Gebilde. Ihre Auffassung und Wiedererkennung setzt voraus, daß wir beim Erklingen der späteren Teile die früheren noch im Gedächtnis haben, sowie daß wir die früheren und späteren als zusammengehörig auffassen. Dies mag als selbstverständlich gewährleistet erscheinen, wenn die die Melodie bildenden Töne sukzessive von demselben Instrument zu Gehör gebracht werden, und wenn gleichzeitig keine anderen Töne erklingen. Wenn aber die Melodie etwa von einem Instrument angefangen, von einem anderen aufgenommen und fortgesetzt wird, wenn sie zugleich noch von einer Menge anderer Töne begleitet wird, die mit ihr ineinander und durcheinander klingen, so hängt es von mancherlei Umständen ab, ob sie als solche aufgefaßt und erkannt wird, und die Bedeutung, die dem subjektiven Verhalten des Hörenden zukommt, tritt sehr erkennbar zutage. — Wichtige ästhetische Eindrücke hängen ferner davon ab, daß etwas jetzt Gehörtes als die identische, namentlich aber auch als die mehr oder weniger modifizierte Wiederholung von etwas früher Vernommenem erkannt wird. Eine Melodie kann in verändertem Rhythmus, anderer Tonart, anderer Harmonisierung auftreten, von einem anderen Instrument gebracht werden. Der große Reichtum der Variationenform zeigt besonders deutlich, wie mannigfaltig die Grundlagen solcher Ähnlichkeitsbeziehungen sind. Damit sie aber erkannt und ästhetisch wirksam werden, ist erforderlich, daß beim gegenwärtigen Hören das Erinnerungsbild einer ganzen musikalischen Figur auftaucht und mit der jetzigen Empfindung in Beziehung gebracht wird. — In noch ausgesprochnerer Weise ist die ästhetische Wirkung dessen, was wir den architektonischen Aufbau eines musikalischen Gebildes nannten, von der richtigen Auffassung des Hörenden abhängig. Denn in mannigfaltigster Weise muß dabei ein Teil als einem anderen entsprechend erkannt, es müssen also, allgemein gesprochen, verschiedene Teile in ganz bestimmter Weise untereinander in Beziehung gebracht werden.

Am frappierendsten tritt uns die Bedeutung dieser intellektuellen Faktoren darin entgegen, daß die ästhetische Wirkung eines Musikstückes gerade an seine Totalität geknüpft ist, nicht aber in einzelne Teile zerlegt werden kann, deren jeder kleinen Elementen des Stückes für sich zukäme. Ein besonders belehrendes Beispiel hierfür bieten alle Stücke, die mit einem unscheinbaren und wenig eindrucksvollen Thema beginnen, um sich dann auf diesem in einer im voraus nicht zu ahnenden Größe aufzubauen. Man denke z. B. an BACHS Orgelfuge D-Dur mit dem Thema:

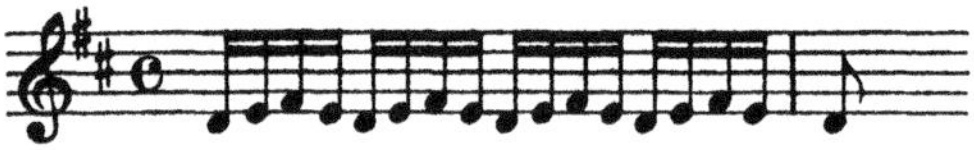

Wie einfach, ja unbedeutend und nichtssagend erscheint uns ein solches Thema, wenn wir es allein, und wenn wir es zum erstenmal hören. Dann aber entwickelt es sich durch die Verarbeitung, durch die Wiederholung in immer neuen und reicheren Formen, zu einer immer steigenden Wirkung, die schließlich zu einer geradezu überwältigenden Großartigkeit des Eindrucks führt. Wiederum aber kommt dieser Eindruck auch den späteren Teilen nur zu, wenn wir sie nicht für sich allein hören, sondern als aus der embryonalen Einfachheit des Anfangs herausgewachsen empfinden. Der ästhetische Erfolg ist hier also an die ausgiebigste Mitwirkung des Gedächtnisses gebunden.

Die Befähigung zu dieser, auf Gedächtnis und Phantasie beruhenden Mitwirkung des Hörers, die für den ästhetischen Erfolg so bedeutsam ins Gewicht fällt, ist sicherlich individuell sehr verschieden — wir werden an späterer Stelle darauf einzugehen haben — aber sie ist bei niemandem von Haus aus in dem vollen Maße vorhanden, zu dem sie entwickelt werden kann; sie ist etwas, was erlernt werden kann und erlernt werden muß. Diese Ausbildung ist von doppelter Natur. Sie ist einerseits eine ganz allgemeine und besteht in der zunehmenden Gewandtheit, beliebige Musikwerke, auch erstmals gehörte, sogleich richtig aufzufassen und zu verstehen. In diesem ganz allgemeinen Sinne kann das Erlernen wohl bei manchen Personen und bis zu einem gewissen Grade durch eine ausgezeichnete Veranlagung ersetzt und entbehrlich gemacht werden. Die Ausbildung ist andererseits aber auch eine spezielle, die dem einzelnen Musikwerke gilt, und in diesem Punkt kann sie natürlich durch keine noch so große allgemeine Anlage ersetzt werden. Sie ist etwas, was in allen Fällen und jedem neuen Stücke gegenüber erworben werden muß, wenn auch natürlich dies dem Hochtalentierten leichter, dem Minderbegabten schwerer fällt, der eine mehr, der andere weniger Zeit dafür nötig hat. Das volle Verständnis eines polyphonen Musikstückes, einer Klavierfuge oder gar eines Chorwerks wird jeder erst erwerben müssen. Daß wir uns mit einem Musikwerk in vollem Maße vertraut machen, in es, wie man zu sagen pflegt „hineinleben", besteht zum großen Teil wohl gerade darin, daß wir lernen, in unserer Phantasie die richtigen Ergänzungen auszuführen und in der rechten Weise die einzelnen Teile in Beziehung zu bringen. Zum Teil wird sich dieser Erfolg bei wiederholtem Hören von selbst einstellen, vielfach indessen auch durch besonders darauf gerichtete Bemühung und passendes Studium begünstigt werden.

Durch das vorstehend Besprochene dürfen wir unsere Aufgabe insofern als gelöst betrachten, als begreiflich gemacht worden ist, daß die Wirkungen der Musik auf unser Gemüt von den unbedeutenden Anfängen, die in den beiden vorigen Kapiteln aufgezeigt wurden, sich zu derjenigen Mannigfaltigkeit, dem Reichtum und der Lebhaftigkeit entwickeln, wie wir sie bei den musikalisch Gebildeten beobachten können. Auch gelangten wir dazu, eine Anzahl prinzipiell verschiedener Formen zu kennzeichnen, in denen sich diese Entwicklung, „die Umwertung der Musik“, vollziehen kann. Sie bilden den Rahmen, in den sich die Erscheinungen des Einzelfalles einordnen. Wir haben in dieser Weise die Befestigung der Zusammenhänge durch wiederholtes Erleben, die Erweiterung desselben durch die Expansion, die wichtige Zusammenfügung von Musik und sprachlichem Ausdruck in der Vokalmusik, endlich die Ergänzung des Gehörten durch Phantasie und Gedächtnis kennen gelernt. Dies etwa war die Aufgabe, die wir uns hier stellen konnten. Ob sie freilich in ganz erschöpfender Weise gelöst ist oder ob noch andere ähnliche Formen psychologischen Geschehens hinzukommen, mag dahingestellt bleiben.

Wir konnten es dagegen nicht unternehmen, und ich rechne es auch nicht unserer Aufgabe zu, die Vorgänge der Umwertung, die Wandlungen des musikalischen Geschmacks, die Entwicklung der von der Musik erregten Stimmungen und Gefühle, sei es für einzelne Personen, sei es für die große Masse, in ihren Details zu verfolgen und zu erklären. Lange Zeit hindurch ist z. B. die Beimischung der schönheitsfremden Gefühle immer stärker hervorgetreten, sowohl bei den führenden Musikern in den von ihnen gesuchten und erstrebten Idealen, als auch beim großen Publikum, in dem, was es vorzugsweise schätzte und verlangte. So hat sich die ganze Entwicklung der Musik in der Richtung einer immer steigenden „Subjektivität“ bewegt. Dies zu erklären und mit allgemeinen psychologischen Gesetzen in Verbindung zu bringen, erscheint als eine lockende und vielleicht nicht unlösbare Aufgabe. Das gleiche gilt für eine ganze Reihe ähnlicher, mehr oder weniger allgemeiner Erscheinungen. Die Aufsuchung und Verfolgung derselben würde uns jedoch von unserem eigentlichen Ziel ab, jedenfalls über die hier einzuhaltenden Grenzen hinausführen. — Über den ganzen Entwicklungsprozeß der der Musik eignen Wirkungen und des musikalischen Geschmacks seien indessen hier noch einige Bemerkungen gestattet. Wir sind gewohnt, die anfängliche Ablehnung einer später hochgeschätzten Musik als „Mangel an Verständnis“ zu bezeichnen. Und namentlich die beteiligten Musiker pflegen hierin ein Zeichen beklagenswerter, vielfach sogar verächtlicher Beschränktheit zu erblicken. Nur kleinen Teils kann dies als ganz zutreffend anerkannt werden; nur für die zuletzt besprochenen, rein intellektuellen Faktoren, die Mitwirkung von Gedächtnis und Phantasie, gilt es, daß ihr Fehlen als positiver Mangel, ihre Erwerbung als Gewinnung eines Verständnisses bezeichnet werden darf. Hier handelt es sich denn auch um eine Ausbildung, auf die bei guter Anlage und genügendem Studium immer zu rechnen sein wird. Ganz anders aber liegen die Dinge für diejenigen Umstände, die an dem Wandel des musikalischen Geschmacks den Hauptanteil haben, die eigentlichen „Umwertungen“ der Musik, die Änderungen in dem Zusammenhange von akustischen Eindrücken und Gefühlen der verschiedensten Art, vor allem dem Gefühl musikalischer Schönheit. Der Wandel, der sich hier vollzieht, ist gar nicht als die Gewinnung eines Verständnisses zu bezeichnen. Wir werden ihn richtiger eine musikalische Erziehung nennen, die unsere Art, von der Musik beeinflußt zu werden, mehr oder weniger verändert. Wir müssen aber weiter beachten, daß es sich dabei nicht um die Gewinnung von Empfänglichkeit für etwas schlechthin und im absoluten Sinne Wertvolles handelt. Die Einstellung jenes Zusammenhanges zwischen Musik und Gefühlsleben kann eine sehr verschiedene sein, ohne daß wir die eine als die unbedingt richtige oder auch nur als die bessere im Vergleich zu einer anderen in Anspruch nehmen dürften. Eine Änderung in dieser Hinsicht ist daher auch stets nur von bedingtem Wert, und wer sich ihr versagt, hält an einer Einstellung des musikalischen Geschmacks fest, die an sich nicht weniger berechtigt ist als die veränderte, zu der andere, sich umstellend, gelangen. — Richtig ist, daß im allgemeinen die

Wandlungen darin bestehen, daß ein weiterer Kreis von musikalischen Gebilden mit lebhaften Gefühlen, insbesondere dem Eindruck des musikalisch Schönen verknüpft wird. Insofern wird man den Fortschritt des Geschmacks, der seinerzeit dazu führte, an den Kompositionen von BEETHOVEN oder von BRAHMS, von RICHARD WAGNER u. a. höchstes Wohlgefallen zu empfinden, als eine Bereicherung bezeichnen dürfen. Ja, es gilt dies auch insofern, als nicht bloß das nämliche Gefühl musikalischer Schönheit auf anderem Wege hervorgerufen wird, sondern, wie wir schon vorhin betonten, andere, tiefere, bedeutendere, gewaltigere Gefühle erzeugt werden. Dies wird als eine Bereicherung um so mehr erscheinen, wenn auch diese neuen Gefühle dem des musikalisch Schönen nahe genug stehen, um ihm zugerechnet zu werden, wenn sie nur als besondere Färbungen oder Nuancen desselben erscheinen und demgemäß ein ästhetisches Wohlgefallen im weitesten Sinne einschließen. In anderen Fällen besteht nun aber der Wandel des Geschmacks auch darin, daß wir an vieles, was zuerst unsere ästhetische Mißbilligung erregte, durch eine allmähliche Abstumpfung uns gewöhnen, daß wir manches, was wir anfangs fordern zu müssen glaubten, nicht mehr vermissen. So haben wir namentlich gelernt, das Fehlen eines streng gegliederten musikalischen Aufbaues nicht mehr als Mangel zu empfinden. Dann aber werden wir fragen dürfen, ob die Bereicherung, als die wir die fortschreitende Entwicklung musikalischen Geschmacks bezeichneten, nicht auch durch eine Verarmung in anderen Hinsichten erkauft ist, ob die Quellen des Wohlgefallens und der Freude an der früheren Musik nicht teilweise verschüttet oder wenigstens gehemmt worden sind.

So haben wir in dem ganzen Vorgang der musikalischen Umwertung gewiß nicht ausschließlich die fortschreitende Annäherung an ein Ideal von unbestreitbarem Werte zu erblicken. Und wir begegnen denn auch nicht selten der Anschauung, daß wir in der neueren Entwicklung der Musik und des musikalischen Geschmacks vielmehr die Anzeichen eines beginnenden und vermutlich unaufhaltsamen Verfalls zu erblicken haben. Eine Phase der Entwicklung, die wir etwa bei MOZART anzusetzen haben, stelle einen Gipfelpunkt der Entwicklung dar. Diese Musik vereinige insbesondere ein höchstes Maß von Schönheit mit der strengen Einhaltung gewisser Formen und sei daher vollkommen konsequent, durchaus restlos zu genießen. Alsbald danach, vielfach schon bei BEETHOVEN, mehr noch bei SCHUMANN, BRAHMS u. a. m. habe die Überspannung der Ansprüche an das Auszudrückende dazu geführt, jene Formen zu sprengen. So sei eine Musik ausgebildet worden, welche, wiewohl in manchen Hinsichten das Frühere übertreffend, doch auch in anderen Anstoß oder Befremden zu erregen geeignet sei, worin denn der beginnende Abstieg sich verrate. Ich begnüge mich hier, diese Anschauungen zu erwähnen. Der Natur der Sache nach ist sie im strengen Sinne weder zu beweisen noch zu widerlegen.

Indem wir verfolgten, wie sich die gefühlsmäßige Wirksamkeit der Musik fortschreitend entwickelt, hat unsere Untersuchung von selbst auch auf die Natur des in Frage kommenden Erfolges, auf die psychologische Natur eines verständnisvollen Hörens, wie es bei dem musikalisch Gebildeten stattfinden wird, ein gewisses Licht geworfen. In der Tat kann man sich dieses Geschehen nicht leicht verwickelt und mannigfaltig genug vorstellen. Unzählige musikalische Gebilde, teils demselben Musikwerk, teils anderen angehörig, werden, leise und vielleicht unbewußt anklingend, das im Augenblick Gehörte begleiten. Unzählige Regungen von Gefühlen der verschiedensten Art werden, zum Teil stark ausgeprägt, zum Teil nur leise angedeutet, in den Eindruck eingehen, den uns die Musik hervorruft. Man kann wohl ohne Übertreibung behaupten, daß es gar keine Art von Gefühlen und Stimmungen, gar keine Modalität der Gedankenbewegung, ja kaum eine Form sinnlicher Wahrnehmung oder körperlicher Bewegungen gibt, an die nicht die Musik, vielfach nur flüchtigen Ähnlichkeiten zufolge, wenigstens denjenigen zu erinnern vermag, der selbst die dazu erforderlichen psychologischen Voraussetzungen mitbringt. Indem diese Anklänge sich dem Eindruck der musikalischen Schönheit zugesellen, gewinnt dieser die unübersehbare Vielgestaltigkeit, die er tatsächlich besitzt. Und gerade die Musik zeigt in der belehrendsten Weise, wie aus dem Zusammenwirken der verschiedensten psychischen Bestimmungen, die teils in starker Ausprägung gegeben, teils nur andeutungsweise oder auch gar nicht zum Bewußtsein kommen, ein Gesamterfolg von ganz bestimmter Natur, von einer in jedem Einzelfalle wieder besonderen Färbung sich ergibt.

Es bleibt uns übrig, uns mit gewissen feineren psychologischen Einzelheiten der mit der Musik verflochtenen Gefühle zu beschäftigen, und wir kommen damit auf Verhältnisse, die gerade auch für den Prozeß der Umwertung von Interesse sind. Wie wir schon oben betonten, finden wir, daß der Eindruck der musikalischen Schönheit mit einem schönheitsfremden Gefühl, z. B. dem der Freude oder der Betrübnis sich verbinden kann. Diese Vereinigung ist jedoch nicht von der Art, daß die beiden heterogenen Gefühle unabhängig voneinander auftreten. Sie sind vielmehr derart miteinander vereinigt, daß die heitere oder traurige Stimmung als eine besondere Art, eine besondere Färbung des musikalisch Schönen erscheint. Man könnte nun meinen, daß in diesem Fall zwei ursprünglich unabhängige psychologische Zustände allmählich durch wiederholtes gleichartiges Erleben derart verschmelzen, daß sie den Charakter des Einheitlichen erhalten. Die psychologische Untersuchung hat indessen gezeigt, daß in der Regel der Gang der Entwicklung der entgegengesetzte ist. Komplexe seelischer Zustände werden meist, so wie wir sie erlebend kennen lernen, zunächst als etwas Einheitliches aufgefaßt, namentlich als eine Einheit in der Erinnerung festgehalten. Dann erst lernen wir, sie als zusammengesetzt zu erkennen, sie in Teile zu zerlegen. Es ist dieser Vorgang, die „psychologische Analyse", der später auftritt und erlernt werden muß. Hieran knüpft sich nun eine beachtenswerte Folge. Nicht unter allen Umständen nämlich läßt sich ein psychologischer Tatbestand reinlich und einwandfrei in seine Elemente zerlegen. Oftmals finden wir, daß er gewisse andere nicht als deutlich aufzeigbare Elemente enthält, sondern nur durch ein größeres oder geringeres Maß von Ähnlichkeit ihnen nahesteht. Wie hoch wir solche Ähnlichkeit veranschlagen wollen, das entzieht sich dann einer sicheren Bestimmung, und die Begriffe, auf die wir geführt werden, sind mehr oder weniger unbestimmt. Es ist vor allem der Begriff der musikalischen Schönheit, den wir unter diesem Gesichtspunkt betrachten müssen. In gewissen Fällen ist er völlig rein und unkompliziert gegeben. In anderen, wo wir zunächst von seiner Verbindung mit schönheitsfremden Gefühlen zu sprechen geneigt waren, liegen, genau genommen, einheitliche Gefühle vor, die besondere Färbungen, besondere Bestimmungen des Schönheitsgefühls darstellen und ihm mehr oder weniger ähnlich sind. Vielfach ist diese Ähnlichkeit so ausgesprochen, so deutlich, namentlich auch das ästhetische Wohlgefallen so stark, daß wir kein Bedenken tragen werden, solche komplizierten Eindrücke dem musikalisch Schönen zuzurechnen, auch wenn es sich nicht eigentlich durch eine Analyse aus ihnen herausholen läßt. Jedermann wird Musik, die Freude oder Schmerz oder Rührung und fromme Andacht ausdrückt, musikalisch schön nennen. Aber der Begriff der Schönheit, in dieser Anwendung genommen, ist ein weiter und unbestimmter. Er gestattet die verschiedensten Abstufungen, und so gehen auch die Gefühle, die ihm zuzurechnen sind, ohne scharfe Grenze in andere über, denen wir dies Attribut absprechen, ja, die wir als Repräsentanten der gegenteiligen Art, des musikalisch Unschönen betrachten werden. Damit ist nicht gesagt, daß wir die Beschäftigung damit etwa tadeln oder verwerfen. Für die Poesie und die Malerei ist es längst anerkannt, daß sie sich nicht auf das Schöne beschränken dürfen, sondern auch mit dem Unschönen befassen müssen, wenn es naturwahr, interessant, bedeutend oder aus irgendeinem Grunde anziehend ist. Ähnliches gilt auch für die Musik. So wird vielleicht die Einmischung des Unschönen schon gerechtfertigt sein, um den Eindruck des Schönen kräftiger zur Wirkung zu bringen. Aber auch bei Darstellung des Schrecklichen und Grauenhaften, der Wut und des Zorns, des Wirren u. dgl. mag der Musiker zu Formen greifen, die man nicht ohne Bedenken dem musikalisch Schönen zurechnen wird. Hier müssen wir also beachten, daß, wo dies zweifelhaft erscheint, eine Diskussion darüber, eben wegen der Unbestimmtheit, mit der der Begriff des musikalisch Schönen behaftet ist, auf einen gegenstandslosen Streit um Worte hinausläuft. Die Frage, ob eine bestimmte Art von Musik noch schön zu nennen sei, wird, wo sie sich nicht nach dem unmittelbaren Eindruck einleuchtend von selbst beantwortet, als eine „Scheinfrage“ abzulehnen sein[1]. — Wir sehen hieraus, daß es nicht streng zutreffend ist, mindestens den Sachverhalt nicht erschöpft, wenn wir vorhin sagten, daß durch den Vorgang der Umwertung der Kreis dessen, was uns schön erscheint, ständig erweitert wird. Nur zum Teil wird es sich darum handeln, daß ein bestimmter Eindruck, eben der des musikalisch Schönen, unter immer mannigfaltigeren Bedingungen hervorgerufen wird. Vielfach aber besteht die Wandlung auch darin, daß Gefühle neuer Art auftreten, welche dem musikalisch Schönen in manchen Fällen noch sehr nahestehen, in anderen dagegen sich mehr und mehr von ihm entfernen.

Noch in einer anderen Richtung haben wir uns mit der psychologischen Natur der durch die Musik hervorgebrachten Eindrücke genauer zu beschäftigen. Wir kommen damit auf die Verhältnisse, denen wir von vornherein durch die doppelte Benennung der Gefühlserfolge als „emotionell-ästhetische“ Rechnung getragen haben. Auf diesen in mancher Hinsicht besonders wichtigen Unterschied ist hier der Ort genauer einzugehen.

---

[1]) Vgl. hierüber meine Logik S. 534.

Betrachten wir den psychologischen Tatbestand, der beim Hören von Musik gegeben ist, mit der Absicht, seine Teile zu erkennen und auseinander zu halten, so bietet sich uns als erste und einfachste Auffassung die, daß wir dem akustischen Empfindungserlebnis die ausgelösten Gefühle als etwas Verschiedenes gegenüberstellen. Beide bestehen nebeneinander, sind aber nur insofern in Verbindung gesetzt, als eine rein intellektuelle Erwägung uns veranlaßt, einen ursächlichen Zusammenhang zwischen ihnen anzunehmen. Bei dieser Auffassung würden wir die Wirkungen der Musik als reine Emotionen zu bezeichnen haben. Sie würden sich in ganz ähnlicher Weise darstellen, wie z. B. der Schreck. Ein dem Gebiete der sinnlichen Empfindungen angehöriges Erlebnis, z. B. ein Knall, ein Lichtblitz, versetzt uns in den eigentümlichen seelischen Zustand, den wir als Erschrecken bezeichnen. Die Verbindung zwischen beiden besteht nur darin, daß wir wissen (oder vermuten), der Knall oder das Aufleuchten habe den Schreck hervorgerufen, also in dem Erkennen (oder der Annahme) eines ursächlichen Zusammenhanges.

Dieser Betrachtung steht die andere gegenüber, die in dem musikalischen Gefühl ein ästhetisches Werturteil erblicken will. Erinnern wir uns hier der psychologischen Verhältnisse des gewöhnlichen intellektuellen Urteils[1]). Dasselbe stellt die gleichzeitige oder in schneller Folge sich aneinander schließende Verwirklichung mehrerer psychischer Zustände dar, etwa Subjekts- und Prädikatsbegriff, denen man vielleicht das Geltungsgefühl noch als ein weiteres zurechnen kann. Aber es handelt sich hier doch um keine bloße zeitliche Koexistenz, wie etwa beim gleichzeitigen Bestehen zweier Empfindungen, die verschiedenen Sinnen angehören. Wir sprechen, um dies hervorzuheben, von einer besonderen Art der Vereinigung, die wir funktionelle Verknüpfung nennen. Es soll damit darauf hingewiesen werden, daß die einzelnen psychologisch auseinanderzuhaltenden Teile nicht

[1]) Vgl. hierüber meine Logik S. 32.

in unabhängigem Nebeneinander gegeben sind, sondern in einer nicht weiter beschreibbaren oder analysierbaren Weise zu einer Einheit verbunden sind, in der jedes eine besondere Rolle spielt. Eine ähnliche Betrachtung läßt sich auf die musikalischen Eindrücke anwenden. Wenn wir ein musikalisches Gebilde schön finden, so bedeutet dies doch auch, wenigstens in vielen Fällen, nicht, wie unsere erstere Betrachtung dies annahm, das Nebeneinander-Bestehen einer emotionellen Bestimmung mit einem akustischen Eindruck, auch nicht das Wissen von einer ursächlichen Verknüpfung beider, sondern eine besondere Art, in der beide vereinigt sind. Gerade dies veranlaßt uns, auch hier von einem Urteil zu sprechen, wodurch wir es mit dem gewöhnlichen intellektuellen Urteil unter einen gemeinsamen weiteren Begriff vereinigen.

Die besprochenen Verhältnisse gewinnen an Deutlichkeit, wenn wir auf die ganz analogen hinweisen, denen wir bei den ethischen Werturteilen begegnen. In der Billigung oder Verwerfung steckt nicht bloß in additiver Koexistenz die Vorstellung der beurteilten Handlung und eine emotionelle Erregung (z. B. Bewunderung oder Abscheu, Zorn oder Empörung), sondern es muß das beides in funktioneller Verbindung gegeben sein. Die Handlung muß der Gegenstand der billigenden oder verwerfenden Beurteilung sein.

Welche Auffassung der musikalischen Gefühle ist denn nun die richtige; haben wir sie als reine Emotionen zu betrachten oder haben wir in ihnen ästhetische Werturteile zu erblicken? Ohne in diese Fragen in aller Strenge und Genauigkeit einzutreten, wozu hier nicht der Ort wäre, kann man, glaube ich, sagen, daß beide Auffassungen unter Umständen zutreffen können, und daß ein regelmäßiger Gang der Entwicklung dahin geht, das ästhetische Urteil an die Stelle der reinen Emotion treten zu lassen. In der Tat werden wir als die primitive Form des musikalischen Gefühls die rein emotionelle betrachten dürfen; das Gefühl ist hier zunächst eine vollkommen selbständige psychische Bestimmung. Indem wir über dasselbe nachdenken, erkennen wir zunächst, daß die akustischen Erlebnisse die Ursache der Emotion sind; und indem uns diese Verbindung immer sicherer und geläufiger wird, wird die emotionelle Form durch die Form des ästhetischen Urteils ersetzt. Es ist also eine intellektuelle Verarbeitung, die hier stattfindet. Von entscheidender Bedeutung dürfte hierbei die Ausbildung einzelner bestimmter und sprachlich benannter Begriffe sein, die zunächst die verschiedenen Arten der Emotion bezeichnen, wie Schön, Anmutig, Erhaben usw., wodurch deren urteilende Verwendung vorbereitet wird.

Freilich ist damit die Frage nicht beantwortet, in welcher Weise die Verbindung zu einer Einheit stattfindet, die den Übergang zum Urteil darstellt. Bekanntlich ist es ja auch eine der dunkelsten Fragen der Psychologie, wie es zu verstehen ist, daß in oder an einem psychologischen Ganzen verschiedene Teile unterschieden werden, die doch nicht in einem bloßen Nebeneinander, einer unabhängigen Koexistenz gegeben sind, sondern in bestimmten und eigenartigen Beziehungen zueinander stehen[1]. Eben dies war es, was wir durch den Namen der funktionellen Verknüpfung hervorheben wollten.

Wir können die Frage aufwerfen, ob im ästhetischen Werturteil der emotionelle Bestandteil des Gefühls überhaupt noch vorhanden oder durch die dem Urteil eigentümliche reflektierende Betrachtung ganz ausgelöscht ist. Ich glaube, daß diese Frage unbedingt im ersteren Sinne zu beantworten ist. Wenn wir ein musikalisches Gebilde schön oder erhaben, heiter oder traurig nennen, so mag freilich die intellektuelle Beschäftigung, die in diesen Urteilen liegt, die betreffenden Emotionen zurückdrängen; ja, man kann vielleicht überhaupt sagen, daß, je mehr die Musik durch

---

[1]) Kant bezeichnete es als das entscheidende Merkmal der „Synthesis", daß dabei die mannigfaltigen Elemente trotz ihrer Vereinigung in ihrer ganzen Bestimmtheit aufrechterhalten werden.

Vergleichung, Zergliederung usw. zum Gegenstande intellektueller Betrachtung wird, um so kühler wir ihr im emotionellen Sinne gegenüberstehen. Für manche Fälle dürfte dies zutreffen. Doch läßt sich auch in vielen Fällen genau das Gegenteil behaupten. Gerade bei ausgezeichneten Musikern wird trotz der Fülle urteilender Erwägung, mit der sie einem Musikstück entgegentreten, doch auch die gemütliche Erregung eine besonders starke sein. Jedenfalls kann nicht die Rede davon sein, daß diese beiden Dinge, ästhetisches Werturteil und Emotion, unvereinbar wären.

Es ist, wie wir vorhin sahen, von Interesse, die ästhetischen Urteile, mit denen wir es hier zu tun haben, mit den ethischen zu vergleichen, die eine sittliche Billigung oder Verwerfung aussprechen. Eine nochmals erweiterte Betrachtung bringt diese beiden Arten mit den Urteilen im gewöhnlichen engeren Sinne in Verbindung, denjenigen z. B., die ein Erfahrungswissen enthalten, so zwar, daß wir die ästhetischen und ethischen unter der gemeinsamen Benennung der Werturteile jenen anderen gegenüberstellen, die wir etwa als intellektuelle oder als Urteile im engeren Sinne bezeichnen können. Eine gewisse Zusammengehörigkeit aller drei Arten drückt sich schon darin aus, daß wir für alle den Ausdruck „Urteil" in einem weiteren Sinne benutzen. Einen besonders prägnanten Ausdruck hat sie in der von alters her geläufigen Zusammenstellung gefunden, daß unsere Untersuchungen dem Wahren, dem Guten, dem Schönen gelten. Auch ist unverkennbar, daß die beiden Arten der Werturteile, die ästhetischen und die ethischen, viel Gemeinsames haben, was gerade bei der Gegenüberstellung mit den Urteilen im engeren Sinne, den intellektuellen, vorzugsweise bedeutsam hervortritt. In der Tat ist also diese Betrachtung geeignet, auf die uns hier beschäftigenden Werturteile Licht zu werfen. Mehr noch kann vielleicht umgekehrt von der Psychologie der Musik erwartet werden, daß sie, einem vorzugsweise reichhaltigen und wohlbekannten Spezialgebiet geltend, zu einer Klärung der ganzen Lehre von den Werturteilen und ihrem Verhältnis zu den intellektuellen Urteilen führen wird. Es mag daher gestattet sein, bei dem Gegenstande noch etwas zu verweilen. Als der wichtigste Punkt erscheint mir hierbei der folgende. Bei den Urteilen im engeren Sinne, d. h. den intellektuellen Urteilen, stellt die psychologische Analyse einen bestimmten und allemal gleichen Begriff als wichtigsten Bestandteil heraus, den der objektiven sachlichen Richtigkeit, des Zutreffens. Er bildet recht eigentlich den Kernpunkt des Urteils, er bestimmt die allgemeine Art der Behauptung. Indem er auf einen unübersehbar wechselnden materiellen Inhalt angewandt wird, ergibt sich die Gesamtheit der Urteile, wenigstens derjenigen, auf die wir uns hier beschränken können und wollen, der „Realurteile"[1]). Im Gegensatz hierzu gestatten die Werturteile nicht, einen Begriff von so kardinaler Bedeutung als einen einheitlichen und konstanten Bestandteil aufzuzeigen. Man hat freilich wohl daran gedacht, im Werturteil stets ein Urteil über das ethisch bzw. ästhetisch zu Billigende oder zu Verwerfende, über Recht und Unrecht hier, über Schön und Häßlich dort zu erblicken. Allein dies ist doch nur eine Fiktion, die man aufzustellen geneigt sein kann, um zu einer vollständigen Analogie der verschiedenen Gebiete zu gelangen. In Wirklichkeit führt uns die psychologische Betrachtung nicht auf die einheitlichen, immer gleichen Begriffe von Recht und Unrecht, Schön und Häßlich, sondern auf eine Fülle verschiedenartiger Aussagen. Bei der Musik tritt dies aufs deutlichste hervor. Unsere ästhetische Beurteilung geht nicht darin auf, daß wir ein musikalisches Gebilde schön oder häßlich finden. Das Gefühl der Schönheit erscheint unauflöslich mit dem der Freude oder des Schmerzes, des Erhabenen, des Entschlossenen, des Weichen, Anschmiegenden usw. verschmolzen und erhält so eine Anzahl wohl unterscheidbarer spezieller Bestimmungen. Im Gebiete der Poesie finden wir Ähnliches. Die ästhetischen Beurteilungen führen uns hier neben dem unkomplizierten Begriffe der Schönheit auf diejenigen des Erhabenen und Anmutigen, des Tragischen, des Komischen und des Humors usw. Auch für die ethischen Urteile gilt das gleiche. Nicht in dem stereotypen Begriffe des Löblichen und Verwerflichen erschöpfen sich die ethischen Werturteile, sondern sie zeigen gleichfalls in der Aussage der Herzensgüte, des Mutes, der Ehre, des Gemeinen, Verächtlichen usw. eine Fülle verschiedener Einzelgestaltungen.

Noch ein anderer Unterschied hängt hiermit zusammen, nämlich die Art, wie einerseits die intellektuellen, andererseits die Werturteile im Gange des psychologischen Geschehens entstehen und sich festlegen. Die ersteren finden in dem, was wir erleben und in der Erinnerung bewahren, ihre feste Unterlage. Die Art, wie sie sich von dieser aus durch zusammenfassende Verallgemeinerung, durch hypothetische Ergänzung entwickeln, folgt bestimmten und bekannten Prinzipien. Die ethischen und ästhetischen Werturteile nehmen ihren Ausgang von emotionellen Wirkungen. Aber wie diese selbst entstehen, das ist eine Frage, die auf schwierige psychologische Untersuchungen führt, um so mehr, als diese emotionellen Erfolge von großer Vielgestaltigkeit sind und untereinander in mannigfaltiger Weise zusammenhängen. Wie nun vollends an Stelle der rein emotionellen Erfolge das ethische und ästhetische Werturteil tritt, das bleibt vorderhand dunkel und wird erst durch eindringendere psychologische Untersuchungen zu klären sein. — Aus alledem geht hervor,

---

[1]) Außer Betracht bleiben hier die Reflexionsurteile, welche, wie z. B. der Satz $2 \cdot 2 = 4$, zwar auch Urteile im engeren intellektuellen Sinne sind, aber nicht, wie die Realurteile, ein erfahrungsmäßiges Wissen ausdrücken.

daß wir die Analogie der Werturteile mit dem, was wir im engeren Sinne Urteil nennen, dem intellektuellen Wissen, nicht überschätzen dürfen. Das erstere Gebiet umfaßt eine Fülle von Erscheinungen, für die wir auf dem letzteren nichts Entsprechendes und kein Gegenstück aufweisen können. Die Betrachtung der Musik und ihrer Wirkungen erweist sich aber insofern als förderlich, als die Punkte, auf die es ankommt, die Vielgestaltigkeit der Aussage, die Entstehung aus rein emotionellen Zuständen, gerade auf diesem speziellen Gebiete sehr deutlich erkennbar hervortreten. Verhältnismäßig leicht ist dann zu sehen, daß das, was hier gilt, in sehr ähnlicher Weise für die gesamten anderen Werturteile zutrifft.

Die gefühlsmäßigen Wirkungen der Musik zeigen ebenso große oder noch größere individuelle Unterschiede als die intellektuellen. Wir können daraufhin, wie schon eingangs erwähnt, von einer gefühlsmäßigen (emotionell-ästhetischen) Musikalität sprechen, die wir der intellektuellen gegenüberstellen. Sie zeigt sich am einfachsten in der Empfänglichkeit für musikalische Eindrücke, in der Freude an der Musik, in der Liebe zu ihr. Gerade in dieser Hinsicht sind ja die individuellen Unterschiede allbekannt. Manche Personen werden schon im frühesten Kindesalter von jeder Art von Musik aufs lebhafteste angezogen, suchen sie auf, wo sich irgend Gelegenheit dazu bietet, und bekunden ihre Freude daran. Andere verhalten sich ihr Leben lang der Musik gegenüber kühl und gleichgültig, obwohl sie oft Gelegenheit haben, solche, vielleicht sogar in sehr guter Ausführung zu hören. Sie ist ihnen ein „im besten Falle nicht unangenehmes Geräusch“. Wir können hiernach „die gefühlsmäßige Empfänglichkeit“ als ein weiteres Merkmal der Musikalität in Anspruch nehmen. Sie zeigt eine gradweise Abstufung, die von vollständiger Unempfänglichkeit bis zu jener seelischen Beschaffenheit führt, bei der die Musik die Quelle höchsten Entzückens, mächtigster Erregungen ist. Ebenso wie bei den einzelnen Merkmalen der intellektuellen Musikalität ist aber auch hier zu beachten, daß die gefühlsmäßige Empfänglichkeit nicht allein dem Grade nach verschieden ist, sondern auch in vielen sonstigen Beziehungen von Fall zu Fall ungleich sein und feinere individuelle Unterschiede darbieten kann. Ich ziehe indessen vor, auf diese Verhältnisse erst im folgenden Kapitel, das speziell den Arten der Musikalität gewidmet ist, näher einzugehen. Hier mag es genügen, von den gefühlsmäßigen Wirkungen der Musik eine Vorstellung gewonnen zu haben, wodurch auch für solche Einzelbetrachtungen die Grundlage gegeben ist.

Fünftes Kapitel.

Die Arten der Musikalität.

Die Beschäftigung mit den psychologischen Verhältnissen der Musik, der die vorstehenden Kapitel gewidmet waren, hat uns von selbst an mehreren Stellen darauf geführt, individuelle Unterschiede des Könnens und der Veranlagung zu erwähnen. Wir können daraufhin von verschiedenen Merkmalen der Musikalität sprechen (wie z. B. Gedächtnis, musikalisches Gehör usw.). Daraus, daß diese einzelnen Merkmale in wechselnder Weise kombiniert auftreten, der eine dieses, der andere jenes in starker bzw. schwacher Entwicklung besitzt, vielleicht eines einzelnen ganz ermangelt, eben hieraus ergeben sich die mannigfaltigen Formen und Arten der Musikalität. Ehe wir aber diesen Gegenstand zu genauerer Besprechung in Angriff nehmen, haben wir das Dargelegte in einem sehr wichtigen Punkte zu ergänzen. Unsere Betrachtungen hatten hauptsächlich den Erfolgen intellektueller und gefühlsmäßiger Art gegolten, die die Musik in uns hervorruft. Wenn wir in diesen Hinsichten individuelle Unterschiede bemerken, so können wir zusammenfassend von einer rezeptiven Seite der Musikalität sprechen. Wie wir schon ganz zu Anfang (S. 8) andeuteten, können wir als etwas grundsätzlich Verschiedenes auch die Befähigung zum selbständigen Schaffen, zum freien Ersinnen musikalischer Gebilde ins Auge fassen. Wir können sie als die produktive Musikalität bezeichnen. Ihre genauere Erörterung liegt uns noch ob.

In der produktiven Musikalität kommt eine Leistung der schöpferischen Phantasie, der frei erfindenden Einbildungskraft zur Erscheinung. Daß es sich hier um eine besondere Seite des musikalischen Könnens handelt, geht schon daraus hervor, daß dies manchen Personen, die in anderen Hinsichten gut, vielleicht hervorragend veranlagt sind, ganz oder so gut wie ganz abgeht. Diese können etwas Selbständiges nicht einmal in der einfachen Form des Phantasierens hervorbringen; es fehlt ihnen die Erfindung. Bei dem Versuch, die produktive Musikalität in genauerer Weise zu zergliedern und ihre verschiedenen Seiten kennen zu lernen, können wir denn auch als erstes die Befähigung nennen, die zu jenem Mangel in schärfstem Gegensatz steht, den unerschöpflichen Reichtum, die sprudelnde Leichtigkeit der Erfindung. Es ist bekannt, daß einige unserer großen Musiker gerade in dieser Hinsicht besonders ausgezeichnet sind. MOZART und SCHUBERT werden mit Recht als Beispiele einer besonders fruchtbaren Produktivität genannt. In der Tat ist der Umfang ihres musikalischen Schaffens bei der Kürze ihrer Lebensdauer (MOZART wurde 35, SCHUBERT 31 Jahre alt) erstaunlich. Indessen dürften doch auch HÄNDEL, BACH, HAYDN, BRAHMS in dieser Hinsicht nur wenig hinter jenen zurückbleiben. Und um auch einen Musiker zu erwähnen, den wir in sonstigen Hinsichten weniger hoch einschätzen als die genannten, sei hier noch JOHANN STRAUSS erwähnt, von dem berichtet wird, daß ihm die musikalischen Gedanken förmlich zuströmten[1]).

Die produktive Musikalität kommt in erster Linie in dem glücklichen Einfall zur Erscheinung. Dieser läßt ganz unvermittelt eine Melodie, ein Thema, ein Motiv in uns auftauchen. Die erfindende Phantasie kommt hier ganz rein zur Geltung. Jeder solche Einfall ist, um mit GOETHE zu reden, ein freies Geschenk Gottes. Zu der Schaffung eines Musikwerkes gehört aber noch etwas anderes, worin auch eine andere Art, eine andere Seite der produktiven Anlage

[1]) „STRAUSS war gewohnt, da er immer so rasch seine Einfälle aufnotierte, die Manschetten seines Hemdes als Skizzenbuch zu benutzen. Beim Tarockspiel pflegte er oft plötzlich das Spiel zu unterbrechen und die Karten hinzulegen: ‚Einen Moment, meine Herren', und schon zog er die Manschette hervor, liniierte sie flüchtig und bedeckte sie mit Noten.“ Tägl. Rundschau vom 22. Oktober 1925.

zur Geltung kommt. Es ist die Durcharbeitung, der an bestimmte Formen gebundene Aufbau, für den der unmittelbar gegebene Einfall wohl die Grundlage, aber doch eben nicht mehr als eine Grundlage abgibt. Daß für diese Verarbeitungen die erfinderische Phantasie auch ins Spiel kommt, versteht sich von selbst. Schon in den mannigfaltigen Variierungen, in denen eine bestimmte Melodie auftritt, betätigt sich die Erfindung, und so begleitet sie auch jene Durcharbeitung auf Schritt und Tritt. Daneben sind aber an dieser doch stets auch intellektuelle Faktoren beteiligt. Denn da ja die Form in nichts anderem besteht als in einer Summe von Beziehungen der einzelnen Teile, so ist auch deren vergleichende und kombinierende Auffassung unerläßlich, eine Angelegenheit wesentlich intellektueller Natur. Es ist bekannt, daß diese Leichtigkeit der formalen Gestaltung unseren großen Musikern in sehr ungleichem Maße eigen war. Es sei hier nur an MENDELSSOHN erinnert, bei dem die vollendete Beherrschung der Form uns als sehr charakteristisches Merkmal entgegentritt. Das gegenteilige Verhalten finden wir bei SCHUMANN, der zeitlebens um die Form zu kämpfen und zu ringen hatte.

Von größerer Bedeutung ist ein anderer Punkt, in dem die musikalische Produktivität von verschiedener Art sein kann. In manchen Fällen sind die Neuschöpfungen von wesentlich gleicher Art wie das Bekannte und Hergebrachte. Sie sind es namentlich insofern, als die Merkmale, auf denen der ästhetische Eindruck beruht, somit auch die Art dieses Eindruckes dieselben oder sehr ähnliche sind wie in derjenigen Musik, in die wir uns schon eingelebt haben. Wir nennen eine solche Musik eine konventionelle. Ist die Ähnlichkeit mit dem Bekannten und Geläufigen noch ausgesprochener, so kann die Musik geradezu an Interesse, an Lebhaftigkeit der ästhetischen Wirkung einbüßen. Sie langweilt uns, und wir nennen sie trivial oder abgedroschen.

Im Gegensatz hierzu sprechen wir von einer selbständigen, einer originalen Produktivität, wenn deren Erzeugnisse von dem Geläufigen tiefgreifend verschieden sind. Es ist dies die seltenste und die mit Recht am höchsten gewertete Art der Musikalität. Sie bildet das Wesen dessen, was wir musikalisches Genie nennen, im Gegensatz zu bescheideneren, nur als mehr oder minder großes Talent bezeichneten Veranlagungen. Der Grund, weswegen wir diese Form der Musikalität so vorzugsweise hochschätzen, liegt in ihrem Zusammenhang mit den Umwertungen, mit der fortschreitenden Ausbildung und Wandlung des musikalischen Geschmacks. Daß diese an die Arbeit des produktiven Künstlers in erster Linie geknüpft ist, und wie sie durch die Art seines Schaffens bedingt ist, haben wir oben (S. 85) darzulegen versucht. Auch sei daran erinnert, wie diese Wandlungen, zuerst in der Seele bahnbrechender Künstler Platz greifend, sich auszubreiten pflegen. Sie führen zu entsprechenden Wandlungen bei der großen Menge, dem musikalischen Publikum. Aber sie lenken auch das Schaffen zahlreicher anderer Musiker in neue Bahnen. So dürfen wir denn den Künstlern, deren Schaffen eine selbständige und eigenartige Produktivität bekundet, die höchste Bedeutung zuschreiben, teils wegen der Bewertung ihrer eigenen Schöpfungen, teils wegen des Einflusses, den sie auf die ganze Entwicklung der Musik nehmen. Und mit Recht stellen wir dieses Merkmal der Musikalität allen anderen voran.

Der besprochenen Fähigkeit produktiven Schaffens haben wir nun eine Reihe anderer Merkmale der Musikalität anzureihen, deren Bedeutung nach der rezeptiven Seite hin liegt. Für ihre Erörterung können wir, wie schon gesagt, an die Ausführungen der vier ersten Kapitel anknüpfen. Auch ist in bezug auf einige dieser Punkte von den individuellen Unterschieden ausführlich die Rede gewesen, so daß wir hier nur kurz darauf zurückzukommen brauchen. Wie oben ist hier die Unterscheidung intellektueller und emotionell-ästhetischer Wirkungen zugrunde zu legen. In der ersteren Hinsicht können wir ohne Schwierigkeit drei Eigenschaften bezeichnen, die sich als verhältnismäßig wohlcharakterisierte Merkmale hervorheben. An erster Stelle nenne ich die Feinheit der Auffassung und Unterscheidung für zeitliche Verhältnisse, den Sinn für Rhythmus und Tempo, von dem oben gesprochen worden ist und dessen weitere Auswirkung und große individuelle Unterschiede wir kennen lernten. Als zweites ist das musikalische Gehör anzuführen. Wir hatten an demselben zwar relatives und absolutes Gehör zu unterscheiden; doch können wir uns bei der Seltenheit des letzteren damit begnügen, das erstere, die Genauigkeit der Vergleichung von Tonhöhen, zu berücksichtigen. Es ist die Grundlage für das reine Singen (oder Spielen auf Instrumenten ohne feste Stimmung) und bildet gerade wegen seiner weitgehenden Unterschiede in der alltäglichen Erfahrung vielleicht das am meisten beachtete Kriterium musikalischer Veranlagung. Als drittes reihe ich endlich das musikalische Gedächtnis an, dessen enorme individuelle Unterschiede oben bereits erwähnt wurden.

Minder einfach liegen die Verhältnisse für die gefühlsmäßigen Wirkungen der Musik. Als Gradmesser der musikalischen Anlage kann man zunächst die Lebhaftigkeit betrachten, mit der der einzelne durch die Musik erregt wird, das Maß von Wohlgefallen oder Freude, das er an schöner Musik empfindet. Schon an früherer Stelle hatten wir demgemäß den Grad der gefühlsmäßigen Empfänglichkeit für Musik als Merkmal der Musikalität genannt und auf die aus alltäglicher Erfahrung bekannten Erscheinungen hingewiesen, die zeigen, wie weitgehende Abstufungen diese Empfänglichkeit zuläßt. Schon dort jedoch wurde erwähnt, daß diese Seite der Musikalität, abgesehen von den Unterschieden des Grades, auch in manchen anderen Hinsichten große individuelle Unterschiede aufweist und von Fall zu Fall besonders beschaffen sein kann. Beruht die musikalische Schönheit teils auf rhythmischen, teils auf tonalen Verhältnissen, so ist zu erwarten, daß manche Personen für diese, manche für jene einen höheren Grad von Empfänglichkeit besitzen. Dies bestätigt auch die Erfahrung. Viele werden durch eigenartige interessante Rhythmik besonders angezogen, andere z. B. durch die Schönheit der Harmonienfolge usw. Es kommt ferner darauf an, wie die Musik auf das Gemütsleben überhaupt wirkt und welche Gefühle durch sie ausgelöst werden können. Das reine unkomplizierte Wohlgefallen am musikalisch Schönen ist hier, wie wir sahen, nur der einfachste Ausgangspunkt. Für die zahlreichen schönheitsfremden Gefühle, wie Freude und Schmerz, feierlichen Ernst, Furcht, Grausen, bzw. für eine Musik, welche sie auszulösen geeignet ist, kann nun auch die Empfänglichkeit individuell verschieden sein. Wir können daher zur Charakterisierung der Musikalität neben dem Grade auch von dem Umfang der gefühlsmäßigen Empfänglichkeit sprechen. Für manche Personen ferner kann der Eindruck von sehr geringen Unterschieden in der Gestaltung der musikalischen Gebilde abhängen, so daß die eine als befriedigend und wertvoll genossen, eine andere als minderwertig abgelehnt wird. Andere Personen bemerken hier gar keinen Unterschied. Den ersteren werden wir vielleicht nicht schlechtweg eine höhere, aber eine feinere, den letzteren eine gröbere Empfänglichkeit zuschreiben. Und es sind die ersteren, die wir unbedenklich als die in höherem Grade musikalischen betrachten. Es ist diese Feinheit der Empfänglichkeit, die auch für die Schönheit des reproduzierenden Vortrags vorzugsweise bestimmend ist. Wenn daher in der alltäglichen Beurteilung gerade der für sehr musikalisch gehalten wird, der ein Stück besonders schön und reizvoll vorzutragen weiß, so drückt sich hierin der große Wert aus, der auf dieses Merkmal der Musikalität, auf die Feinheit der Empfänglichkeit gelegt wird. — Noch ein letzter Punkt ist hier zu berücksichtigen. Gerade für die Empfänglichkeit ist es ja charakteristisch, daß sie sich unter dem Einfluß des Gehörten allmählich ändert und entwickelt. So wird es vielleicht zutreffend erscheinen, wenn man neben einem gegebenen Umfang der Empfänglichkeit die Fähigkeit unterscheidet, diesen Umfang zu erweitern, durch immer neue Arten von Musik erregt zu werden, zugleich durch sie in immer neue, vorher nicht gekannte emotionelle Zustände versetzt zu werden. Wir können diese seelische Beschaffenheit etwa als eine Anpassungs- oder Erweiterungsfähigkeit bezeichnen. Ich will im Anschluß an den Ausdruck, den wir früher für die Wandlungen und Ausbildungen der musikalischen Beeindruckbarkeit benutzten, von einer Expansionsfähigkeit oder einer expansionsfähigen Musikalität sprechen. Die musikalische Empfänglichkeit ist bei manchen Personen in hohem Grade expansionsfähig, während sie bei anderen mehr oder weniger spröde, konservativ genannt werden darf.

So hätten wir denn im ganzen, um das Merkmal der musikalischen Empfänglichkeit zu beschreiben, ihren Grad, ihren Umfang, ihre Feinheit und ihre Expansionsfähigkeit zu berücksichtigen.

Es gibt noch mancherlei andere psychologische Eigenschaften, die sich dem obigen Rahmen nicht einfügen und gleichwohl namentlich zu gewissen musikalischen Betätigungen in enger Beziehung stehen. Dazu wird die manuelle Geschicklichkeit zu rechnen sein, die für das Spielen eines Instrumentes erforderlich ist, nicht minder auch die Schnelligkeit der Auffassung der optischen Notenbilder, wie sie beim Vom-Blatt-Spielen, mehr noch beim Partitur-Spielen, beim Dirigieren usw. eine so große Rolle spielt, die Anschmiegungsfähigkeit, die beim Ensemblespielen und Begleiten hoch geschätzt wird, u. a. m. Ja, vielfach wird wohl auch eine schöne und kräftige, zum Gesang geeignete Stimme zu den Attributen einer musikalischen Begabung gerechnet.

Im ganzen werden wir doch sagen dürfen, daß wir uns über die Merkmale der Musikalität eine Übersicht verschafft haben, die, wenn sie auch wohl auf erschöpfende Vollständigkeit keinen Anspruch machen kann und mit manchen Willkürlichkeiten behaftet sein mag, doch zur Orientierung ausreicht. Wir unterscheiden, um es nochmals in kurzer Übersicht zusammenzustellen: den Sinn für Rhythmik, das musikalische Gehör, das Gedächtnis, die Empfänglichkeit für die gefühlsmäßigen Eindrücke, endlich die schöpferische Produktivität als die wichtigsten Merkmale, wobei freilich zu beachten ist, daß jedes derselben nicht nur gradweise Abstufungen, sondern auch mancherlei individuell verschiedene Gestaltungen zuläßt.

Auf der wechselnden und ungleichen Kombination dieser Merkmale beruhen ja nun, wie wiederholt erwähnt, die verschiedenen Arten und Formen der Musikalität. Allein, was in dieser Hinsicht überhaupt vorkommt, was uns häufig, was uns selten begegnet, würde sich nur dann mit Sicherheit beurteilen lassen, wenn wir annehmen dürften, daß jene einzelnen Merkmale ganz zusammenhanglos, in rein zufälliger Kombination auftreten. Ob dies der Fall ist oder ob nicht vielmehr zwischen verschiedenen jener Merkmale irgendwelche festeren oder lockreren Zusammenhänge bestehen, das kann mindestens von vornherein sehr zweifelhaft erscheinen. Wir werden uns daher der Prüfung dieser Zusammenhänge als einem besonders wichtigen, aber auch einem besonders schwierigen Gegenstande zuzuwenden haben. Hier ist nun vor allem als grundlegend die Tatsache zu erwähnen, daß die Musikalität in erster Linie durch eine von Haus aus gegebene, angeborene natürliche Anlage gegeben ist, und daß die Befähigungen, in denen sie besteht, nur in geringem Maße etwas Erworbenes oder Erwerbbares darstellen. Schon der Sprachgebrauch nimmt das Wort „Musikalisch“ in dem Sinn, daß es eine Anlage bezeichnet, und geht mit Recht davon aus, daß der Unmusikalische nicht musikalisch gemacht werden kann, daß die fehlende oder geringe Begabung durch Fleiß und Bemühung nur wenig ausgeglichen werden kann. Die Erfahrung hat dies in vollem Maße bestätigt. Sie hat aber auch weiter gelehrt, daß es in gleicher Weise für alle die einzelnen Merkmale der Musikalität gilt, die wir zu unterscheiden veranlaßt waren. Wäre Beschäftigung und Ausbildung allein maßgebend, so könnte es bei der durchschnittlich ziemlich gleichartigen Natur des Musikbetriebes gar nicht zu so weitgehenden Unterschieden kommen, wie wir sie tatsächlich beobachten. Eine spezieller auf diesen

Gegenstand gerichtete Aufmerksamkeit bestätigt, daß für jede der in Frage kommenden Befähigungen eine angeborene Anlage in erster Linie bestimmend ist. Natürlich soll hiermit nicht bestritten werden, daß an den Leistungen, die wir bei erwachsenen Personen beobachten, auch Erziehung und Ausbildung ihren Anteil haben; neben der Anlage kommt auch die Ausbildung, neben dem Angeborenen, Ererbten, kommt auch das Erworbene in Betracht. Die Dinge liegen wohl für die verschiedenen Punkte sehr ähnlich, wenn auch nicht ganz gleich. Eine weitgehende Ausbildung gestattet wohl am ehesten die gefühlsmäßige Empfänglichkeit für musikalische Eindrücke. Sie kann durch regelrechtes Studium sowohl dem Grade nach gesteigert werden, wie auch an Feinheit gewinnen. Eine erhebliche Vervollkommnung bei mittelmäßiger Anlage gestattet der rhythmische Sinn. Und ähnlich gewinnt auch sicher das relative Gehör an Genauigkeit durch systematische Übung, wie sie beim Gesang und beim Spielen eines Streichinstrumentes gegeben ist. Dagegen fanden wir das absolute Gehör auffallend wenig durch Übung oder Studien beeinflußbar, sondern, wo es vorhanden ist, durch natürliche Anlage gegeben, wie sein Vorhandensein in früher Kindheit beweist.

Daß das Gedächtnis durch Übung entwickelt werden kann, dürfen wir wohl aus dem schließen, was wir bei allen anderen Arten des Gedächtnisses beobachten, immer vorausgesetzt, daß eine gewisse Anlage in dieser Hinsicht gegeben ist. Am entscheidendsten dürfte wohl in der Produktivität die Veranlagung ins Gewicht fallen, womit natürlich die große Bedeutung nicht verkannt werden soll, die hier der fortgesetzten Beschäftigung und Ausbildung gerade auch bei großen Talenten zukommt.

An dem jeweils vorhandenen Können hat also zweifellos die im Laufe des Lebens erhaltene Ausbildung einen beträchtlichen, wenn auch für die einzelnen Punkte ungleichen Anteil. Nirgends aber reicht sie aus, um die Unterschiede der von Haus aus bestehenden Anlage auszugleichen oder zu verwischen. Diese erscheint daher doch immer als die Hauptsache, als ein „Charakter indelebilis". Aus diesen Gründen wird es zulässig und ratsam sein, den Begriff der Musikalität im allgemeinen, ebenso auch diejenigen ihrer einzelnen Merkmale nicht in dem Sinne zu nehmen, daß sie ein jeweils bestehendes Verhalten oder Können bedeuten, sondern unter ihnen ausschließlich gewisse Arten der von Haus aus gegebenen Veranlagung zu verstehen und diese ins Auge zu fassen. Wir bezeichnen damit das, was jedenfalls das weitaus wichtigste ist; auch gelangen wir zu schärferen Begriffen, als wenn wir die Ergebnisse wechselnder Ausbildung mit einbeziehen; schließlich bleiben wir auch mit eingebürgertem Sprachgebrauch in genügender Übereinstimmung. Folgen wir diesem Grundsatz, so gewinnen wir auch für die uns hier beschäftigende Aufgabe, für die Prüfung der zwischen verschiedenen Merkmalen der Musikalität etwa bestehenden Zusammenhänge sogleich eine feste Grundlage. In der Tat, wenn wir dem Gesagten zufolge bei der Musikalität von allem auf Ausbildung Beruhenden, allem im Laufe des Lebens Erworbenen absehen dürfen, so bleiben nur zwei Formen derartiger Zusammenhänge übrig. Die einen, wir wollen sie funktionelle nennen, bestehen darin, daß zwei Funktionen derart ineinander greifen, daß eine hervorragende Befähigung für die eine zugleich eine Unterstützung, eine Begünstigung oder auch eine besondere Spezialisierung einer anderen mit sich bringt. Die Funktionen, in denen die Merkmale der Musikalität bestehen, zeigen vielfach derartige Zusammenhänge. Das Gedächtnis wird z. B. durch die gefühlsmäßige Empfänglichkeit unterstützt. Denn ohne Zweifel prägt sich etwas Gehörtes dem Gedächtnis leichter ein, wenn es von einem starken gefühlsmäßigen Eindruck begleitet wird, als wenn wir ihm gegenüber kühl und gleichgültig bleiben. Aber auch umgekehrt kommt das Gedächtnis der Erzeugung gefühlsmäßiger musikalischer Eindrücke zugute. Denn wir sahen ja, wie sehr diese Eindrücke davon abhängen, daß das Gehörte richtig „aufgefaßt" wird. Es müssen in der Vorstellung des Hörenden bestimmte Teile miteinander in Beziehung gesetzt werden, was zum Teil Sache des Gedächtnisses ist.

Es ist hier auch der Ort, die mannigfache und weitverzweigte Bedeutung zu erwähnen, die einer besonders ausgeprägten Begabung für das Rhythmische zukommt. Wer eine solche besitzt, wird zunächst Rhythmen mit großer Genauigkeit und Präzision auffassen; es wird ihm Bedürfnis sein, sie im Vortrage mit großer Exaktheit wiederzugeben. Aber im Zusammenhang damit wird vermutlich auch die Freude an rhythmischen Gestaltungen besonders betont sein, und die ästhetische Wertung eines Musikstückes wird sich mehr als bei vielen anderen auf die rhythmischen Verhältnisse stützen. Ja, auch in der Produktivität kommt es zur Erscheinung, wenn eine starke Begabung gerade für die rhythmischen Verhältnisse gegeben ist. Es ist bekannt, daß die Werke mancher Komponisten gerade durch den Reichtum an originellen, feinen und interessanten Rhythmen ausgezeichnet sind.

Die zweite Art des Zusammenhanges ist diejenige, die auf besonderen Verhältnissen der Vererbung beruht. Bekanntlich ist es eine sehr häufige und in der Biologie wohlbekannte Erscheinung, daß wenn zwei Merkmale A und B nicht bei allen sondern nur bei einem gewissen Bruchteil aller Individuen vertreten sind, alsdann eine gewisse Abhängigkeit des einen vom anderen beobachtet wird. Nicht zwar als ob notwendig das erste Merkmal auch das zweite oder das zweite das erste mit sich führte (bzw. ausschlösse), aber doch so, daß das eine Merkmal häufiger (oder weniger häufig) in Begleitung des anderen vorkommt, als in der entgegengesetzten Kombination. Unter günstigen Bedingungen läßt sich ein solcher Zusammenhang nach bekannten statistischen Methoden streng erweisen und quantitativ bewerten. Es muß zu diesem Zweck ermittelt werden, in welchem Prozentsatz aller mit A behafteten und aller von A freien Individuen ein anderes Merkmal B vertreten ist.

Nur, wenn diese relativen Häufigkeiten gleich sind, können wir die Merkmale vollkommen voneinander unabhängig nennen, im anderen Falle sprechen wir von einer mehr oder minder großen Begünstigung des einen durch das andere oder einer relativen Ausschließung. Indessen sind die Bedingungen, die solche Untersuchungen nach statistischer Methode gestatten, nicht häufig gegeben. Zunächst schon setzen sie ein hinreichend großes Material in sonstigen Hinsichten genügend gleichartiger Fälle voraus. Noch wichtiger ist, daß das Verfahren nur anwendbar ist, wenn die Merkmale vollständig scharf bestimmt, somit die Grenze zwischen den Fällen, wo sie vorhanden sind und wo sie fehlen, ganz scharf gezogen sind. Gehen die Fälle der einen und der anderen Art in stetiger Abstufung und ohne ganz sichere Abgrenzung ineinander über, so ist für die Statistik keine feste Grundlage gegeben. Was nun die Musikalität anlangt, so treffen offenbar diese Bedingungen des statistischen Verfahrens nicht zu. Wenn wir zwei Merkmale für die Untersuchung ihres Zusammenhanges ins Auge fassen, so ist ja damit die Natur der Veranlagung nicht erschöpfend erfaßt. Es gibt vielmehr noch eine Menge anderer Beziehungen, in denen sich die Begabungen ungleich verhalten können; das statistische Material ist also in dem hier geforderten Sinne kein gleichartiges. Außerdem aber zeigen die Merkmale durchweg Abstufung und fließenden Übergang. Dazu kommt endlich noch, daß wir häufig im Zweifel sein können, ob ein bestimmter Zusammenhang wirklich rein auf den Verhältnissen der vererbten Anlage beruht oder ob mindestens daneben auch die vorhin erwähnten funktionellen Verhältnisse beteiligt sind. — Nach einer statistischen Methode, durch eine umfangreiche Versendung von Fragebögen, wurden die verdienstlichen Untersuchungen von Haecker und Ziehen angestellt[1]). Dieselben galten indessen in

[1]) V. Haecker und Th. Ziehen: Über die Erblichkeit der musikalischen Begabung. Zeitschr. f. Psychologie Bd. 88, S. 265; S. 273: Bd. 90, S. 204. 1922.

erster Linie einer ganz anderen Seite des Gegenstandes, der Frage nämlich, wie weit und in welcher Form überhaupt musikalische Anlage erblich ist, also ihrem familienweisen Auftreten, der Vererbbarkeit vom Vater bzw. der Mutter usw., Fragen, die von großem biologischen Interesse sind, auf die aber hier nicht eingegangen werden soll. Über den uns hier interessierenden Gegenstand, den Zusammenhang der einzelnen Merkmale der Musikalität in demselben Individuum, erhalten wir dagegen hier nur unvollkommenen Aufschluß, schon weil die präzise Sonderung einzelner Punkte, wie sie für eine wissenschaftliche Untersuchung zu fordern wäre, aus naheliegenden Gründen sich für die zu versendenden Fragebogen als untunlich erwies und durch eine mehr populäre ersetzt werden mußte. Zudem erscheint auch die Unterscheidung einzelner „Komponenten" der musikalischen Anlage, wie sie die Verfasser alsdann für die wissenschaftliche Betrachtung zugrunde legen (sie nennen eine sensorielle, retentive, synthetische, motorische und ideative Komponente) nicht gerade in jeder Richtung zweckmäßig[1]).

Im ganzen sind wir hier mehr auf ungeordnete Erfahrungen und einzelne Beobachtungen als auf systematische Untersuchungen angewiesen, können aber darum auch nur zu mehr oder weniger unbestimmten Ergebnissen gelangen. Sicher besteht zwischen den zahlreichen einzelnen Merkmalen der Musikalität eine weitgehende, wenn auch wohl nirgend eine ganz absolute Unabhängigkeit. Im Sinne einer Unabhängigkeit der einzelnen Merkmale der Musikalität spricht schon die große Mannigfaltigkeit der Erscheinungen, die wir antreffen. Die Erfahrung lehrt, daß tatsächlich der Eine in dieser, der Andere in jener Hinsicht musikalischer sein kann und daß in dieser Hinsicht das allerverschiedenste vorkommt. Der Sinn für zeitliche Verhältnisse und Rhythmus, das musikalische Gehör, das Gedächtnis, die Empfänglichkeit für die von der Musik aus-

[1]) Auf einzelne von den genannten Vff. beobachtete Tatsachen wird unten noch zurückzukommen sein.

zulösenden gefühlsmäßigen Eindrücke, endlich die schöpferische Phantasie sind, wie wir vorhin sahen, die wichtigsten Eigenschaften, die hierbei zu berücksichtigen waren, und wir finden, daß sie in allen nur denkbaren Kombinationen tatsächlich auftreten können.

Um jemandes Musikalität vollständig zu beschreiben, müßte man also den Grad seiner Begabung in all diesen Hinsichten so gut wie möglich quantitativ angeben.

Am meisten überraschend und belehrend sind die Fälle, in denen eine einzelne Seite der Musikalität vorzugsweise hoch oder vorzugsweise wenig entwickelt ist, während die übrigen wenigstens nicht so stark aus dem Rahmen des Gewöhnlichen fallen. Beide Fälle beobachten wir häufig am Gedächtnis und an der musikalischen Produktivität. Das phänomenale Gedächtnis, der sprudelnde Reichtum der Erfindung sind bekannte Fälle, in denen gerade diese eine Seite der Begabung ein ganz ungewöhnliches Maß erreicht. Nicht minder bekannt sind aber auch die gegenteiligen, in denen gerade eine dieser Befähigungen, und zwar nur diese, bei guter Entwicklung der übrigen fast ganz zu fehlen scheint. Die seltsamen Fälle eines sozusagen vollständigen Mangels des musikalischen Gehörs, von denen oben die Rede war (S. 31), sind hier nicht anzuführen, da es nicht wahrscheinlich ist (wenigstens ist nichts Sicheres darüber bekannt), daß sie in sonstigen Hinsichten musikalisch waren. Aber die Erfahrung lehrt doch, daß nicht selten Personen vorkommen, die Liebe und Verständnis für die Musik besitzen, daher auch gut vorzutragen vermögen, dabei aber große Schwierigkeiten haben oder ganz außerstande sind, rein zu singen. Hier fällt auch unzweifelhaft das musikalische Gehör durch seine geringe Entwicklung aus dem Rahmen der anderen Merkmale heraus. — Auf der anderen Seite fehlt es nun aber keineswegs an Tatsachen, die im entgegengesetzten Sinne geltend gemacht werden können und auf eine gewisse Abhängigkeit der einzelnen Merkmale voneinander hinweisen. Hier ist erstlich der Zusammenhang zu erwähnen, der, wie eben dargelegt, zwischen einigen derselben unzweifelhaft nach Maßgabe ihrer Funktion in gewissem Grade besteht, der z. B. die Empfänglichkeit für musikalische Eindrücke mit der Produktivität, auch mit dem Gedächtnis verknüpft. Sodann ist doch beachtenswert, daß jene isolierten, einen ganz bestimmten Punkt betreffenden Defekte, von denen soeben die Rede war, zwar beobachtet werden, aber doch verhältnismäßig sehr selten vorkommen. Schon die Einbürgerung des Wortes „Musikalisch“ in dem allgemeinen, alle oder doch die meisten jener Merkmale einbeziehenden Sinne, scheint darauf hinzudeuten, daß sie wenigstens überwiegend häufig in Verbindung miteinander auftreten, also durch einen inneren Zusammenhang verknüpft sind. Endlich darf man wohl bemerken, daß auf Grund alltäglicher Erfahrung namentlich in den Kreisen der Musiker eine Reihe von Anschauungen sich gebildet und befestigt haben, die solche Zusammenhänge besagen. Meist ist man geneigt, ein gutes musikalisches Gehör, also eine große Unterschiedsempfindlichkeit für Tonhöhen als ein besonderes wichtiges Kriterium der Musikalität anzusehen, ein solches aber nur denjenigen Personen zuzutrauen, die auch in anderen Hinsichten musikalisch sind, namentlich eine große und feine gefühlsmäßige Empfänglichkeit für die musikalischen Eindrücke, Liebe zur Musik und Freude an ihr besitzen. Es wird natürlich nicht ganz leicht sein, dies nach exakter Methode zu erweisen. Ähnliches gilt für das sog. absolute Gehör. Es dürfte eine ziemlich allgemein herrschende Meinung sein, daß mit diesem vorzugsweise auffälligen Merkmal immer ein sehr hoher Grad allgemeiner Musikalität verknüpft sei. Doch betonten wir schon oben, daß das wohl kaum in vollem Maße zutrifft[1]).

Im ganzen möchte ich der Anschauung zuneigen, daß eine auf ererbter Anlage beruhende besonders reiche Ent-

---

[1]) Vgl. über das absolute Gehör HAECKER u. ZIEHEN: a. o. O. Bd. 90, S. 237 f., sowie die hier schon an früherer Stelle gegebenen Mitteilungen (S. 36).

wicklung gewisser mit dem Gehörssinn zusammenhängender Gehirnteile für die sämtlichen Eigenschaften, die wir als Merkmale der Musikalität bezeichnen, begünstigend ins Gewicht fällt, daß aber jede derselben außerdem von anderen Seiten der Veranlagung abhängig ist. Freilich können wir das ebensowenig streng erweisen, wie wir diese verschiedenen anderen Anlagen im anatomischen Sinn zu deuten vermögen.

Ich erwähne noch einige besondere Gestaltungen der musikalischen Anlage, die mir in der einen oder anderen Hinsicht besonders merkwürdig erscheinen. Schon bei der Besprechung des Sinnes für Rhythmik und zeitliche Verhältnisse hatten wir anzuführen, daß die Fähigkeit, Bewegungen in bestimmter rhythmischer Form auszuführen (Marschieren, Tanzen), kein ganz zuverlässiges Kriterium dafür darstellt. Es gibt Personen, die trotz guter rhythmischer Begabung nicht im Takt zu tanzen vermögen[1]). In ähnlicher Weise scheint auch das, was wir das musikalische Gehör nennen, die Empfindlichkeit für Abweichungen vom Gleichklang oder den reinen Intervallen, zwar meistens, aber nicht ausnahmslos in einer motorischen Leistung, dem reinen Singen, zur Erscheinung zu kommen. So erwähnen HAECKER und ZIEHEN (a. a. O. Bd. 90, S. 233) einige Fälle, in denen Personen selbst nicht rein zu singen vermochten, obwohl sie beim Hören anderweit hervorgebrachter Musik gegen unreine Töne sehr empfindlich waren. Es bestätigt sich also hier, daß für die Ausführung der passend geordneten Bewegungen zwar in erster Linie gewisse Empfindungen und ihre intellektuelle Verwertung, also eine „sensorische Funktion" erforderlich ist, daß aber die Übertragung auf die motorischen Gebilde noch an einen weiteren Mechanismus gebunden ist, der anatomisch selbständig ist und daher auch für sich allein zu Unvollkommenheiten oder Ausfällen der Funktion Anlaß geben kann.

Wir pflegen die Engländer, überhaupt die Angelsachsen nicht als eigentlich musikalisch zu betrachten;

[1]) Vgl. o. S. 26.

wir stellen sie wohl als relativ unmusikalisch den hochmusikalischen Völkern gegenüber, als deren Repräsentanten Italiener und Deutsche (vielleicht auch Russen) anzuführen sind. In der Tat finden wir unter den produzierenden Künstlern die Engländer relativ schwach, durch Meister ersten Ranges überhaupt nicht vertreten. Auch in der reproduzierenden Form, im Virtuosentum des Konzertsaals oder der Opernbühne, bleiben ihre Leistungen hinter denjenigen andrer Nationen sehr zurück. In auffälligem Gegensatz hierzu steht die lebhafte Freude an der Musik, die wir bei den Engländern beiderlei Geschlechts fast ganz regelmäßig antreffen. — Sehr viel seltener sind Personen, deren musikalische Veranlagung in anderer Hinsicht eine auffällige Einseitigkeit darbietet. Sie können auf den ersten Blick als hochmusikalisch erscheinen und im allgemeinen und landläufigen Sinne mit Recht so genannt werden. Sie sind in erster Linie durch eine starke Liebe zur Musik ausgezeichnet, sie haben teils am eigenen Musizieren, teils am Hören von Musik lebhafte Freude. Sie erfreuen sich auch in verschiedenen Hinsichten eines sehr respektabeln, zuweilen sogar hervorragenden Könnens, sind also gute und gewandte Spieler, haben ein gutes musikalisches Gedächtnis und sind auch, wie ihre Befähigung zum freien Phantasieren bekundet, nach der Seite der Produktion mehr oder weniger veranlagt. Der auffällige Mangel in der Musikalität dieser Personen macht sich aber im Vortrag geltend, der uns als geistlos und uninteressant, als ein mechanisches Herunterspielen erscheint und sich in der Tat oft der Reproduktion durch maschinelle Einrichtungen annähert. Es ist nicht ganz leicht, sich davon Rechenschaft zu geben, worin der hier vorliegende Defekt besteht. Die gefühlsmäßige Seite der Musikalität fehlt hier offenbar nicht ganz, ist aber in eigenartiger Weise eingeschränkt. Wenn hier zwischen verschiedenen Arten des Vortrages kein Unterschied empfunden, die eine so wohlgefällig erachtet wird als die andere, so fehlt es offenbar der Empfänglichkeit an der Feinheit der Differenzierung, die den wahrhaft Musikalischen nötigt, so lange zu studieren, bis er eine ihn ganz befriedigende Art des Vortrags zustande bringt. Sicher hängt aber hiermit auch ein Unterschied in den musikalischen Eindrücken zusammen, denen die verschiedenen Menschen überhaupt zugänglich sind. Viele Personen lieben zwar die Musik sehr, schätzen sie aber doch lediglich als eine anregende und erheiternde Unterhaltung. Die tieferen Emotionen, die sie hervorrufen kann, das Gefühl feierlichsten Ernstes, mächtiger Leidenschaft fehlt ihnen oder ist doch wenig entwickelt. Und so ist ihnen wohl auch das Gefühl andächtiger Ehrfurcht fremd, mit dem andere an die gewaltigen Schöpfungen herantreten, die solche Gefühle auszulösen geeignet sind und bei vielen auslösen.

Indessen betreten wir mit derartigen Beobachtungen und Erwägungen ein Gebiet, das schon außerhalb unserer Aufgabe liegt. Denn wir stehen im Grunde vor der ganz allgemeinen Tatsache, daß die verschiedensten Züge seelischen Wesens, vor allem des Temperaments, auch der musikalischen Befähigung ihren Stempel aufprägen. Die Hinneigung des Einen zu heiterem Spiel, des Anderen zu feierlichem und erhabenem Ernst, des dritten zu mächtiger Leidenschaft wird sich am meisten wohl in der Produktion, aber doch mehr oder weniger auch im reproduzierenden Vortrage geltend machen. Man denke nur an MOZART und BEETHOVEN. Wer erkennt nicht das fröhliche leichtlebige Naturell MOZARTS in der göttlichen Heiterkeit, der harmonischen Schönheit wieder, die die Mehrzahl seiner Kompositionen auszeichnet. Jenes titanische Stürmen andererseits, das wir namentlich für die späten Werke BEETHOVENS charakteristisch finden und das ihn zur Sprengung altüberlieferter Formen führte, spiegelt es sich nicht auch in der ewigen Unrast seines gesamten Lebens wieder, das immer wieder von leidenschaftlichem Schmerz erschüttert und zerwühlt wurde und dem die Erreichung einer abgeklärten Harmonie versagt war? So werden wir die ganze Art der musikalischen Betätigung, und zwar nicht bloß bei den großen Genien, sondern auch bei geringeren Talenten, nur im Zusammenhang mit dem gesamten psychischen Wesen verstehen können. Aber wir werden die Unterschiede der Individualität, denen wir hier begegnen, nicht den Merkmalen der Musikalität zurechnen dürfen, mit denen wir uns hier zu beschäftigen haben.

Sechstes Kapitel.

Zur Psychologie einzelner musikalischer Betätigungen.

In den voraufgehenden Kapiteln hatten wir versucht, die musikalische Veranlagung im weitesten Sinne des Wortes in ihre einzelnen psychologischen Teile zu zerlegen. Wir waren so in der Tat dazu gelangt, eine Anzahl von mehr oder minder selbständigen „Merkmalen der Musikalität" zu unterscheiden, wie z. B. das musikalische Gehör, das Gefühl für Rhythmus, das Gedächtnis, die produktive Phantasie usw.

Es war damit von selbst gegeben, daß wir die Art, wie jede dieser Eigenschaften sich auswirkt, wie sie zur Geltung und Erscheinung kommt, ins Auge fassen mußten. Es ist aber fast ebensosehr von Interesse, unseren Gegenstand gewissermaßen am entgegengesetzten Ende in Angriff zu nehmen. Wir können die verschiedenen Arten von musikalischer Betätigung, wie etwa den Konzertvortrag, das Auswendigspielen, das Phantasieren, das Dirigieren usw. zum Ausgangspunkt der Untersuchung wählen und in Erwägung ziehen, welche Seiten der Begabung in jedem Falle, sei es als unerläßlich, sei es als förderlich und begünstigend, in Betracht kommen. Wir stoßen hierbei auf eine Menge, wenn nicht unbekannter, so doch wenig beachteter Tatsachen, so daß eine Betrachtung der Dinge unter diesem Gesichtspunkt lohnend erscheint.

Ich beginne hier mit der einfachsten Aufgabe, dem reproduzierenden Vortrag eines (in Notenschrift) fertig vorliegenden Musikstückes. Der Einfachheit halber sei angenommen, daß es sich um das Werk eines anderen handle, obwohl das zu Sagende auf den Fall einer eigenen Komposition ziemlich gleichermaßen zutrifft. Auch sei vorausgesetzt, daß das Stück dem Spielenden vollkommen bekannt ist und von ihm technisch beherrscht wird. — Es verdient zunächst Beachtung, in welchem Maße die schöpferische, frei gestaltende Phantasie hierbei beteiligt ist. Durch die übliche Festlegung in Noten, durch Tempo- und Vortragsbezeichnungen ist nur ein weiter Rahmen gegeben, innerhalb dessen sehr verschiedene Gestaltungen möglich und zulässig sind. BÜLOW hat einmal gesagt, bei den an den Vortrag zu stellenden Anforderungen seien drei Stufen zu unterscheiden: 1. korrekt, 2. schön, 3. interessant. Nur die Forderung der untersten Stufe, das „korrekt", kann ohne die Mitwirkung der selbstschaffenden Einbildungskraft erfüllt werden. Jedermann weiß ja auch, wie ein Stück, das uns aus dem Vortrage mäßig begabter Dilettanten wohl bekannt ist, selbst wenn diese fehlerfrei, „korrekt" spielen, uns als etwas ganz anderes entgegentritt, wenn wir es von einem großen und bedeutenden Spieler hören[1]); aber auch unter der Hand verschiedener berufsmäßiger Künstler, deren keiner dem anderen ohne weiteres voranzustellen ist, kann es sozusagen ein ganz verschiedenes Gesicht gewinnen. — Erwägen wir, wieweit und in welchen Hinsichten ein musikalisches Gebilde durch die schriftliche Aufzeichnung überhaupt zu fixieren ist, so sehen wir, daß dies in bezug auf die zeitlichen Verhältnisse und auf die Tonhöhen der Fall ist. Die einen sind durch die Zeitwerte der Noten (als Viertel, Achtel usw.), die anderen durch die Bedeutung der Noten (als c, f, g, usw.) festgelegt. Aber schon bezüglich der Zeitwerte müssen wir beachten, daß nur die relativen Werte, das Zeitverhältnis der einzelnen Töne zueinander, durch die Notensymbole gegeben ist. Das Tempo, welches außerdem noch angegeben

[1]) Ein sehr musikalischer Geiger, der lange Zeit in Dilettantenkreisen im Streichquartett gespielt hatte, hatte zum ersten Male in seinem Leben Gelegenheit, ein Konzert des JOACHIM-Quartetts zu hören, in dem auch ein ihm längst bekanntes Werk von HAYDN gespielt wurde. In schöner Begeisterung und sehr zutreffend sagte er, es sei ihm zu Sinn gewesen, als ob er noch nie in seinem Leben ein HAYDNsches Quartett gehört hätte.

werden müßte, um den absoluten Zeitwert jedes Tones zu bestimmen, ist meist nur durch die üblichen Bezeichnungen (Andante, Allegro usw.) in sehr unbestimmter Weise angedeutet. Die Metronombezeichnung gestattet freilich eine genaue Fixierung. Doch wird sehr häufig von einer solchen abgesehen; und wenn der Komponist sie gibt, ist wohl gerade in dieser Hinsicht meist zweifelhaft, ob er eine ganz genaue Einhaltung seiner Vorschrift überhaupt erwartet oder wünscht. Es ist sehr merkwürdig, wie stark der ästhetische Eindruck eines Musikstückes schon von ganz minimalen Änderungen des absoluten Tempos beeinflußt wird. Äußerst geringe Abweichungen von dem uns gewohnten Tempo genügen oft schon, um den Vortrag desselben als besonders fein und reizvoll empfinden zu lassen, nur wenig beträchtlichere aber, um ihn als geschmacklos und gänzlich verfehlt abzulehnen. Ich habe, um von der Genauigkeit derartiger Einstellungen ein quantitatives, auf bestimmte Beobachtungen gestütztes Bild zu gewinnen, ein und dasselbe Stück vielmals nacheinander und zu weit auseinanderliegenden Zeiten mit der Sekundenuhr auf dem Klavierpult gespielt. Es fand sich dabei, daß die für den Vortrag benötigte Zeit, wenn ich einfach bestrebt war, ihn in ästhetischer Hinsicht so eindrucksvoll als möglich zu gestalten, kaum um 2% schwankte.

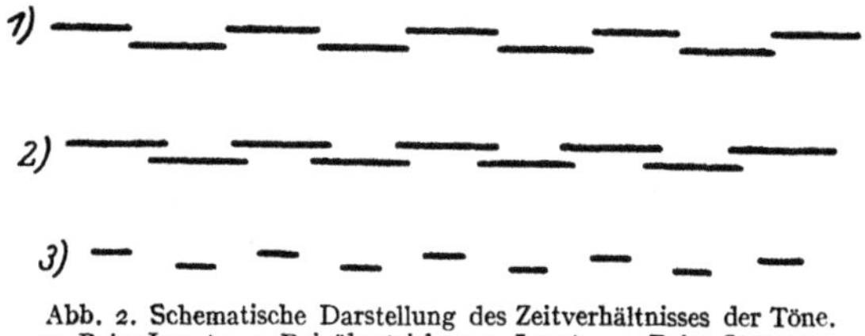

Abb. 2. Schematische Darstellung des Zeitverhältnisses der Töne.
1. Beim Legato. 2. Bei übertriebenem Legato. 3. Beim Staccato.

Auf den zeitlichen Verhältnissen der einzelnen Töne beruhen namentlich die Unterschiede des Staccato- und Legato-Spiels. Eine mathematische Präzisierung gestattet hier lediglich das Legato. Es kann dahin bestimmt werden, daß jeder folgende Ton genau in dem Zeitpunkt einsetzt, wo der vorangehende aufhört. (S. Nr. 1 der vorstehenden schematischen Darstellung.) Das Staccato-Spiel, bei dem zwischen dem Aufhören eines und dem Einsetzen des folgenden Tones ein kleiner zeitlicher Zwischenraum liegen soll (in der Figur durch Nr. 3 dargestellt), gestattet schon insofern keine genaue Definition, als der Zeitwert dieser Zwischenräume nicht angegeben wird und nicht wohl angegeben werden kann. Aber auch das Legato-Spiel gestattet, wie schon die Vortragsanweisungen molto legato, legatissimo lehren, eine Steigerung, die wohl nur darauf beruhen kann, daß der voraufgehende Ton erst um einen kleinen, meist freilich wohl nur sehr kleinen Zeitbetrag nach dem Einsetzen des folgenden abgebrochen wird (Nr. 2 dei Figur). Die genaue Gestaltung der Zeitverhältnisse ist also auch in dieser Hinsicht dem Ermessen und dem Geschmack des Vortragenden anheimgegeben. Von wie großer Bedeutung dies für die ästhetische Wirkung ist, kann als bekannt gelten und wurde vorhin schon erwähnt (S. 73). Der Eindruck eines leichten Hüpfens, eines ruhigen Fließens, eines innigen Aneinanderschlusses, ja eines förmlichen Ineinanderdrängens kann hier je nach Umständen hervorgerufen werden. Dem Ausführenden steht hier also eine große Reihe wichtiger Möglichkeiten zur Verfügung.

Noch mehr entziehen sich die Tonstärken einer genauen Bezeichnung. Die üblichen Vortragsbezeichnungen: piano, forte, pianissimo, fortissimo, crescendo, diminuendo, morendo usw. lassen einen sehr weiten Spielraum; überdies beziehen sie sich meist zusammenfassend auf eine ganze Figur, kleinere oder größere Teile eines Taktes u. dgl. Wenn nicht unbestimmbar, so doch sehr ungenau bestimmbar, bleibt nicht allein die absolute Stärke, in der der einzelne Ton gegeben werden soll, sondern auch die relative Stärke, d. h. das Stärkeverhältnis mehrerer Töne. Und zwar kann es sich dabei sowohl um gleichzeitig Erklingendes, wie auch um zeitlich Aufeinanderfolgendes handeln. Im letzteren Falle kann es darauf ankommen, mit welchem Stärkeverhältnis sich verschiedene neu einsetzende Töne aneinanderreihen, aber auch auf die zeitliche Erstreckung eines einzelnen Tones, sein An- oder Abschwellen. Vieles ist freilich durch die Natur des jeweils benutzten Instrumentes festgelegt. Ein crescendo oder decrescendo des einzelnen Tones gestatten nur die Streichinstrumente und die Singstimme. Beim Klavier klingt der einmal angeschlagene Ton in einer durch die Natur des Instrumentes vorgezeichneten Weise ab, bis er durch den Dämpfer in einem bestimmten Zeitpunkt abgebrochen wird. Die Orgel gar kann ihre Töne nur kürzere oder längere Zeit in gleichmäßiger Stärke dauern lassen und kann auch die aufeinanderfolgenden Töne, wenigstens innerhalb desselben Registers, nur in genau gleicher Stärke hervorbringen[1]). Obwohl also der Gestaltung des Vortragenden in einigen Hinsichten Freiheit gelassen ist, erscheint diese doch teils durch die Vorschrift des Komponisten, teils durch die Natur des Instrumentes eingeschränkt.

Außerdem aber könnte man wohl meinen, daß eine Anzahl von Beziehungen, wie z. B. die gleiche Stärke der aufeinanderfolgenden Töne eines Laufes als selbstverständlich und unter allen Umständen obligatorisch vorausgesetzt würden. Gerade dieser Punkt indessen führt uns auf eine Bemerkung von großer und allgemeiner Bedeutung. Schlechterdings in keiner Hinsicht, möchte ich behaupten, bindet sich der künstlerische Vortrag mit Strenge und Genauigkeit an irgendwelche mathematisch definierbare Beziehungen. Vielmehr beruht gerade sein eigentlicher Reiz, seine künstlerische Feinheit auf den Abweichungen von solchen. Diese geben ihm das Belebte, Durchgeistigte, was den wahrhaft künstlerischen Vortrag auszeichnet, während die genaue Übereinstimmung mit der mathematisch festgelegten Form ihn tot und geistlos, maschinenmäßig erscheinen läßt. Allerdings dürfte es sich

[1]) Ich sehe hier von den neuerdings eingeführten Hilfsmitteln ab, die auch bei der Orgel ein Anwachsen oder Abnehmen der Tonstärke ermöglichen.

dabei um Abweichungen von so minimalem Betrage handeln, daß wir sie kaum als solche erkennen können. Nur durch den in uns erzeugten Eindruck werden sie bemerklich. Dem physikalischen Verständnis liegen am nächsten die Gestaltungen einer musikalischen Figur, die den Eindruck eines Wachsens und Schwellens oder den gegenteiligen, eines Nachlassens und Schwindens, den Eindruck eines Treibens und Drängens oder den eines Zögerns und Zurückhaltens hervorbringen. Es sind ganz bestimmte Gestaltungen in bezug auf die zeitliche Folge und die Tonstärke, die dabei in Betracht kommen. Ähnliches gilt von einem anderen Punkt, in bezug auf den die zeitlichen Verhältnisse eine mannigfaltige Gestaltung zulassen. Wir unterscheiden bei der Aufeinanderfolge einer Reihe von Tönen das Legato und Staccato, die gebundene und die gestoßene Ausführung. Mit mathematischer Genauigkeit festzulegen ist hier, wie wir soeben sahen, nur eine Form, diejenige nämlich, bei der der vorangehende Ton genau in dem Zeitpunkt abgebrochen wird, in dem der folgende einsetzt. Wir können dies vielleicht als ein normales Legato in Anspruch nehmen. Sicher aber wird, wo Legato vorgeschrieben ist, der künstlerische Vortrag hiervon häufig, wenn auch nur sehr wenig abweichen. Dagegen entziehen sich die Formen, bei denen der vorangehende Ton um einen kleinen Betrag vor oder nach dem Einsetzen des folgenden abbricht, der exakten mathematischen Bestimmung, weil es unmöglich ist, diese Zeitbeträge quantitativ zu fixieren. So lassen denn die Vortragsbezeichnungen Staccato und Legatissimo schon durch die Unbestimmtheit dessen, was sie vorschreiben, dem ausführenden Künstler eine gewisse Freiheit. Auf die große ästhetische Bedeutung dieser Verhältnisse wurde oben bereits hingewiesen.

Veränderungen der zeitlichen Verhältnisse und der Tonstärke, deren Betrag im physikalischen Sinne minimal ist, sind also für den ästhetischen Erfolg bedeutungsvoll, ja ausschlaggebend. Der wahre Künstler wird daher auch stets das Gefühl haben, daß er eine Figur in allen Teilen verfolge, daß er Zeitpunkt und Stärke der einzelnen Töne nach einem von ihm selbst erzeugten ästhetischen Ideal bestimme und beherrsche. Und man versteht gut, wie gerade auf diesem Boden die Gelegenheit gegeben ist, die Fülle von Geist und Phantasie zu entfalten, die den Vortrag eines großen Künstlers so reizvoll und interessant, so ergreifend und emotionell wirksam machen, wie wir ihn unmittelbar empfinden. Die zugrundeliegenden physikalischen Verhältnisse bemerken wir dabei meist nicht; ja oft gelingt es uns nicht einmal, sie in ihren Einzelheiten wahrzunehmen, wenn wir unsere Aufmerksamkeit direkt darauf richten. Auch dem gestaltenden Künstler selbst bleiben diese physikalischen Feinheiten als solche wohl meist unbekannt und unbewußt; sein Spiel wird unmittelbar durch ein ihm vorschwebendes ästhetisches Ideal bestimmt.

Nur zum Teil macht der Künstler hier von der Freiheit Gebrauch, die ihm die Unvollständigkeit der schriftlichen Aufzeichnung läßt. In mancher Hinsicht aber, so in bezug auf die Feinheiten der zeitlichen Verhältnisse, setzt er sich mit dem, was die Notenschrift ihrer strengen Bedeutung nach fordert und vorschreibt, in Widerspruch, wenn es sich auch nur um Abweichungen äußerst geringfügigen Betrages handeln wird.

Ähnliches dürfte aber auch mit Bezug auf die Tonhöhe gelten. Bei den Instrumenten mit fester Stimmung (Klavier, Orgel) ist sie der Beherrschung des Spielenden entzogen. Wo sie, wie bei den Streichinstrumenten und dem Gesang, durch den Spieler bzw. Sänger bestimmt wird, dürfte wohl die herrschende Meinung dahin gehen, daß sie durch die Anforderung, „rein" zu spielen, festgelegt sei, und daß eine absolute Reinheit mindestens das überall zu erstrebende Ideal sei. Ich wage auch dies zu bezweifeln. Dabei denke ich nicht an die Unterschiede der reinen und temperierten Stimmung, die ja unter besonderen Umständen berücksichtigt werden müssen, sondern an Variierungen der Tonhöhe, die der Künstler im Interesse einer ästhetischen Wirkung sich zuweilen gestattet. Zwar die konsonierenden Intervalle, Unisono, Oktav, Quint, auch Quarten und Terzen dürften solchen Variierungen kaum unterliegen, wohl aber die große Septime und die kleine Sekunde. In der C-Dur-Tonleiter spielt ja das H als „Leitton" eine besonders wichtige Rolle. Diese Rolle ist aber wesentlich eine melodische, während die harmonischen Verhältnisse, auf die wir sonst den Wert der Intervalle basieren, hier nur indirekt durch die Kombination einer Quint und einer großen Terz, nicht aber durch den wirklichen Zusammenklang C H auf jenes Intervall 15: 16 führen. Ich möchte hiernach vermuten, daß das Intervall der großen Septime oder das zugehörige der kleinen Sekunde nicht so streng fixiert ist, wie die oben erwähnten sog. konsonierenden Intervalle. Hiermit stimmt überein, daß von den Geigenkünstlern, wie ich höre, zuweilen der Rat gegeben wird, in gewissen Fällen den Leitton besonders „scharf", d. h. hoch zu nehmen.

Ich glaube daher, daß beim Vortrag fremder Kompositionen der eigenen Erfindung und Phantasie des Künstlers ein weit größerer Spielraum verstattet wird und eingeräumt werden muß, als gemeinhin angenommen wird[1]). Hieraus ergibt sich auch die richtige Würdigung derjenigen Art der Musikalität, auf die es dabei ankommt und die sich dabei geltend macht. Sie steht der schöpferischen Produktivität überaus nahe, ja sie stellt eigentlich einen bestimmten Teil derselben dar. Die Erfindung, mittels deren wir ein Musikstück in seinen Umrissen, d. h. soweit es durch die Notenschrift darstellbar ist, fixieren, und die Gestaltungskraft, mittels deren wir die feinsten Einzelheiten bestimmen, wenn wir es reproduzierend zu Gehör bringen, sind offenbar nahe verwandt und hängen von Begabungen ab,

[1]) Es wäre wohl nicht ohne Interesse, diesem Punkt durch experimentelle Untersuchung genauer nachzugehen. Die Ausmessung phonographischer Aufzeichnungen wäre hierzu geeignet und würde wohl manches überraschende Ergebnis liefern.

die trotz mancher Verschiedenheit einander sehr ähnlich sind.

Eine eigenartige Betätigung der schaffenden Einbildungskraft, die zu mancherlei Bemerkungen Anlaß gibt, ist das sog. Phantasieren oder Improvisieren. Gegenüber der gewöhnlichen Methode der Komposition ist dabei der auffällige Unterschied der, daß für die Erfindung nur die beschränkte Zeit zur Verfügung steht, die dem richtigen Vortrag des Stückes entspricht; der Komponist kann dagegen für die Feststellung jedes Teils seiner Tondichtung beliebig lange Zeit verwenden. Wenn er es niederschreibt, mehr noch, wenn er die Kompositionen vorbereitend ersinnt, ist er an kein Tempo gebunden; einzelnen Stellen kann er in langer und wiederholter Überlegung ihre endgültige Gestalt geben. Selbstverständlich wird sich also Wert, Schönheit und Bedeutung dessen, was im Phantasieren geleistet wird, nicht nur nach dem allgemeinen Maß produktiver Anlage richten, sondern außerdem auch noch von der Schnelligkeit und Promptheit, man könnte sagen der Schlagfertigkeit abhängen. Wenn man hiernach glauben könnte, daß das Improvisieren eine weit schwierigere Kunst und seltenere Begabung sein müsse, als die schriftliche Komposition, so bestätigt sich das nicht. Zahllose gut aber nicht hervorragend begabte Personen können sich jederzeit oder wenigstens, wenn sie einigermaßen „in Stimmung" sind, ans Klavier setzen und eine vielleicht nicht besonders wertvolle, aber doch ganz gefällige Musik ex improvisto zu Gehör bringen, während sie niemals dazu gelangen, eine Komposition regelrecht durchzuführen und abzuschließen. Der Grund dieser auf den ersten Blick überraschenden Erscheinung liegt vielleicht zum Teil darin, daß die mäßig wertvollen Erfindungen, auf die solche Personen durch den Umfang ihres Talents beschränkt sind, zwar die mühelose Form der Improvisation rechtfertigen, nicht aber den Aufwand an Zeit und Arbeit genügend lohnen, den die Niederschrift und die dabei naturgemäß erforderte formale Abrundung erfordern würde. Der Hauptgrund ist indessen doch anderswo zu suchen. Wer in der gewöhnlichen Weise komponiert, muß sich dabei, mag er nun niederschreiben oder nur ersinnen, lediglich auf seine in der Phantasie gegebenen Vorstellungen stützen. Er kann sie dadurch unterstützen, daß er sich einzelne Stellen auf dem Klavier angibt. Das ist jedoch immer nur ein unvollkommener Ersatz. Nun betonten wir schon an früherer Stelle, wie nur bei seltenen und ausgezeichneten Talenten die der Erinnerung oder der Einbildung angehörigen Vorstellungen diejenige Deutlichkeit, Frische und Lebendigkeit besitzen, vermöge deren sie auch dieselben gefühlsmäßigen Eindrücke auslösen wie die realiter erlebten akustischen Empfindungen. Für alle anderen Personen wird es ein unschätzbarer Vorteil sein, wenn die Erfindung dem wirklichen Hören parallel geht und durch die nur hierbei zu erzielenden, vollen und lebendigen ästhetischen Eindrücke angeregt und unterstützt wird. Dieser Vorteil wird bei vielen jedenfalls den Nachteil, der beim Improvisieren in der zeitlichen Beschränkung liegt, mehr als ausgleichen.

Bekanntlich war es in früheren Zeiten und bis in das 19. Jahrhundert hinein üblich, daß sich Berufsmusiker und sogar Künstler ersten Ranges, wie MOZART und BEETHOVEN in der Form der Improvisation vernehmen ließen, sei es, daß ganz frei, sei es, daß über ein aufgegebenes Thema phantasiert wurde. Zum Teil mag dies auf dem Wunsch beruht haben, sich auch in dieser besonderen Art musikalischer Tätigkeit zu produzieren. Zum Teil beruhte es aber wohl auch auf einem Umstande, der dem vorhin erwähnten ganz ähnlich ist und mit ihm zusammenhängt. Wie nämlich das Erfinden im gewöhnlichen Sinne dadurch begünstigt wird, daß es, wie beim Phantasieren, mit dem zu Gehör Kommenden dauernd parallel läuft, so wird offenbar auch der feineren Gestaltung des Vortrages dadurch ein ganz besonderer Charakter aufgeprägt werden. Der Vortrag dürfte bei der Improvisation einen Grad von Frische und Unmittelbarkeit gewinnen, der nicht leicht erreicht wird, wenn eine bereits fertige Komposition vorgetragen wird, an die der Spieler gebunden ist. Ich glaube, daß hier ein ganz ähnlicher Unterschied besteht, wie zwischen dem freien Sprechen und dem Vortrag einer ausgearbeiteten und memorierten Rede. Selbst sehr geschickten Rednern gelingt es nicht leicht, im letzteren Falle so eindrucksvoll, überzeugend, begeisternd zu sprechen, wie im ersteren. Es kommt wohl bei der Musik wie bei der Rede noch hinzu, daß in beiden Fällen der Hörer an zahlreichen kleinsten Einzelheiten doch meist die Eingebung des Augenblickes erkennt, daß er daher sehr deutlich das Gefühl hat, es werde zu ihm gesprochen, für ihn gespielt. Von großer Bedeutung ist endlich noch jener „Kontakt" zwischen dem Vortragenden und den Hörern, der, wenn auch nicht leicht zu erklären und zu definieren, doch unzweifelhaft vorhanden ist und der natürlich bei der Improvisation, bei der freien Rede sich ganz anders auswirken kann als bei dem Vortrag von etwas bereits Fertigem. Bestätigt wird diese Anschauung durch das, was uns über den ungeheueren Eindruck gerade der Improvisationen berichtet wird. Ich möchte hier nicht nur an bekannte Überlieferungen aus älterer Zeit (MOZART, BEETHOVEN u. a.) erinnern, sondern auch an neuere Fälle, in denen die Improvisationen nicht mehr öffentlich im Rahmen eines Konzertprogrammes, sondern bei besonderen Gelegenheiten vor einem kleineren oder größeren Hörerkreise stattfanden. Viele, die das Glück hatten, REGER auf der Orgel phantasieren zu hören, sprechen davon in höchster Begeisterung als von einem einzigartigen Erlebnis. Man darf es nach alledem wohl einigermaßen bedauern, daß das öffentliche Phantasieren außer Gebrauch gekommen ist. Der Grund liegt offenbar in den gesteigerten Ansprüchen an die technische Virtuosität. In dieser Beziehung sind natürlich bei der Improvisation nicht so hohe Leistungen zu erreichen, als wenn schon bekannte und einstudierte Stücke zum Vortrag gebracht werden.

Eine weitere Art musikalischer Betätigung, die eine eingehende Besprechung verdient, ist das Auswendigspielen. Vorzugsweise ist natürlich dabei das Gedächtnis beteiligt, von dessen Funktion in diesem Falle schon oben die Rede war. Den Ablauf der Vorgänge haben wir uns, wie wir sahen, so vorzustellen, daß durch das Hören jeder Stelle die Erinnerung der folgenden in uns auftaucht. Wenn alsdann diese wirklich ausgeführt wird, so entspricht das dem allgemeinen Zusammenhang, demzufolge das Vorstellen eines Gehörsbildes geeignet ist, die Summe geordneter Bewegungen auszulösen, die, als Spielen eines Instrumentes oder als Gesang, eben jene Gehörsempfindungen hervorruft. So reiht sich denn beim Auswendigspielen jedes Glied der Kette mittels eines durchsichtigen Zusammenhanges an das vorangehende; das ganze musikalische Gebilde rollt sich durch diesen Aneinanderschluß der einzelnen Kettenglieder sukzessive ab. Es entspricht dieser Anschauung, daß wir im allgemeinen in der Lage sind, einen ganz analogen Vorgang auch ohne wirkliches Spielen, ohne reale Gehörsempfindungen ablaufen zu lassen. Reiht sich immer an die Vorstellung einer Stelle die der folgenden, so können wir ein längeres musikalisches Gebilde in der Vorstellung an uns vorübergleiten lassen.

Obwohl diese Auffassung vom Auswendigspielen ohne Zweifel in der Hauptsache zutreffen wird, so zeigt der Gegenstand doch mancherlei Besonderheiten, die eine genauere Verfolgung nahelegen. Ich denke hierbei nicht an die Unterschiede zwischen verschiedenen Personen, denen gemäß wir diesen ein gutes, jenen ein schlechtes musikalisches Gedächtnis zuschreiben. Worauf es beruht, daß jene assoziative Verknüpfung der aufeinanderfolgenden Kettenglieder bei dem einen leichter, bei dem anderen schwerer sich einstellt, bei diesem wenige, bei jenem zahlreiche Wiederholungen derselben Gehörsempfindungen dazu erforderlich sind, das vermögen wir nicht anzugeben. Kennen wir doch nicht einmal die physiologische Grundlage der von jeder Empfindung zurückbleibenden und das Wesen alles Gedächtnisses ausmachenden „Spuren“. Jedenfalls haben wir hier in dieser Richtung keinen Versuch physiologischer Deutung zu machen. Wir können nur daran erinnern, wovon schon oben die Rede war, daß es in dieser Hinsicht besonders weitgehende individuelle Unterschiede gibt. Hier richtet sich unsere Aufmerksamkeit darauf, daß auch das Verhalten des Einzelnen beim Auswendigspielen ein mehr oder weniger verschiedenes sein kann. In dieser Hinsicht lehrt eine aufmerksame Selbstbeobachtung mancherlei Bemerkenswertes.

Jedermann weiß, daß manche Musik leichter, manche schwerer zu behalten ist. Zum Teil mag dies mit allgemein bekannten psychologischen Tatsachen in Verbindung zu bringen sein. Wenn eine Musik, deren ganze Art uns vertraut und geläufig ist, sich dem Gedächtnis leichter einprägt als eine völlig fremdartige und ungewohnte, so liegt dies zweifellos daran, daß im ersteren Falle eine Fülle von akustischen Erinnerungsbildern mit anklingt. Die Einprägung des neu zu Behaltenden knüpft also an ein weit reicheres Material an, als wenn sie sich nur auf die jeweils gehörten Töne stützen muß, wie das für den letzteren Fall zutrifft. Auf ähnlichen Umständen, auf der Bedeutung, die überhaupt die Größe des psychologischen Materials hat, dürfte es auch beruhen, wenn eine Musik, in der sowohl melodische als auch harmonische Verhältnisse uns interessieren, leichter behalten wird als eine, bei der fast ausschließlich die ersteren in Betracht kommen, die letzteren dagegen zurücktreten. Dies dürfte z. B. bei einer streng polyphonen Musik der Fall sein, und vielleicht ist es hieraus zu erklären, daß z. B. eine BACHsche Fuge soviel schwerer zu behalten ist als MOZARTsche oder auch SCHUMANNsche, CHOPINsche und ähnliche Klavierkompositionen. Daneben aber dürfte wohl ein anderer Umstand Beachtung verdienen, den ich die besondere Art der Verflechtung nennen möchte. Keineswegs ist ja die Gehörsvorstellung eines Augenblickes einfach und ausschließlich an das gebunden, was wir im unmittelbar voraufgehenden gehört haben. Überall vereinigen sich die Empfindungen zunächst zu kleineren, auch zeitlich mehr oder weniger ausgedehnten Komplexen, deren jeder in sich fester zusammengeschlossen ist, während ihr Zusammenhang untereinander lockerer und weniger sicher ist. Die verschiedene Art der Verflechtung macht sich z. B. darin bemerklich, daß wir bei manchen Stücken, so z. B. einer BACHschen Fuge, „unrettbar heraus" sind, wenn wir uns an einer Stelle versehen haben, während wir bei anderen den Zusammenhang leicht wiederfinden, auch wenn wir einige Noten falsch gebracht haben. Im letzteren Falle wird die Erinnerung einer jeden Stelle nicht nur durch das zeitlich unmittelbar vorangehende, was hier ausfällt, getragen, sondern durch einen ganzen, zeitlich mehr oder weniger zurückerstreckten Komplex. Im ersteren Falle sind nur die aufeinanderfolgenden Zeitteilchen verbunden. So bietet denn durch die Art der Verflechtung der ganze psychologische Vorgang, ich möchte sagen die Methode der Einprägung und entsprechend auch des Auswendigspielens mancherlei Verschiedenheiten. Es würde hier nicht am Platze sein, auch zu sehr auf den unsicheren Boden der Hypothese führen, wenn wir diesen Verhältnissen genauer nachgehen wollten.

Ein Interesse ganz anderer Art knüpft sich an den Umstand, daß das Auswendigspielen nicht, wie wir zunächst voraussetzten, und wie wohl auch gemeinhin angenommen wird, ausschließlich auf unserer Erinnerung an das früher Gehörte, auf dem akustischen Gedächtnis beruht. Ergänzend tritt die Einprägung anderer Vorgänge und anderer Empfindungen hinzu, vor allem die der Bewegungen und Bewegungsempfindungen. Dem Laien ist geläufig zu sagen, daß das musikalische Gedächtnis „sowohl in den Fingern wie im Ohr sitzt" und daß die Beteiligung des ersteren Faktors bei der Ausführung mancher Stücke mehr, bei anderen weniger ins Gewicht fällt. In exakter, gewissermaßen experimenteller Weise kann man sich hiervon nicht selten überzeugen, wenn man ein Stück nur in der Vorstellung an sich vorübergleiten läßt. Oft versagt hier das Gedächtnis an einzelnen Stellen, wenn wir uns auf die akustischen Vorstellungen beschränken, während an den betreffenden Stellen die richtige Erinnerung sich einstellt, wenn wir mit Hand und Fingern die zum Spielen derselben erforderlichen Bewegungen ausführen oder auch nur andeutend nachahmen.

Von einiger Bedeutung ist endlich auch die Beteiligung des Gesichtssinnes am musikalischen Gedächtnis. Spielt sie meist auch nur eine untergeordnete Rolle, so kann sie doch in manchen Fällen entscheidender ins Gewicht fallen, wodurch uns der ganze Zusammenhang der Vorgänge klargelegt wird. Es ist die Erinnerung an die schriftlich aufgezeichneten Notenbilder, welche dem Gedächtnis zu Hilfe kommt. Manche Personen haben das Bedürfnis und die Gewohnheit, beim Auswendigspielen sich das Notenbild recht lebhaft vorzustellen; wenigstens wird diese Mitwirkung einer optischen Vorstellung an einzelnen mehr oder minder zahlreichen Stellen, in feinerer oder gröberer Weise herangezogen. So wird z. B. vorgestellt, ob die betreffende Stelle oben oder unten oder in der Mitte der Seite steht. In anderen Fällen taucht in dem Spielenden wohl auch das ganze Notenbild eines Taktes, wenn auch nur in der verschwommenen Weise einer undeutlichen Erinnerung, auf.

Wir kommen mit dem zuletzt Berührten auf zwei Gruppen physiologischer Tatsachen, die von weittragender Bedeutung sind, und aus denen speziell auch für die mit der Musik zusammenhängenden Funktionen wichtige Gesichtspunkte sich ergeben. Die Physiologie lehrt uns, daß Bewegungen, bei denen bestimmte Erfolge mit großer Feinheit und Genauigkeit erreicht werden sollen, meist ein Zusammenwirken verschiedener Körperteile, namentlich vieler Muskeln erfordern. Dabei müssen die Funktionen aller Teile in passender Weise ineinandergreifen, somit die Tätigkeit jedes einzelnen in genauer, den anderen angepaßter Weise geordnet und geregelt sein. Wir schreiben solchen Bewegungen also eine feine und verwickelte Koordination zu[1]). Es zeigt sich nun aber weiter, daß ein solcher Mechanismus niemals und nirgends darin besteht, daß eine Anzahl von Bewegungsantrieben in festgelegter Weise sich aneinander schließen. Überall sind dazu auch Empfindungen erforderlich, die uns in jedem Augenblick über das Verhalten der uns umgebenden Dinge, über die Zustände des eigenen Körpers, namentlich über die schon erreichten Erfolge unserer bis zum gegenwärtigen Zeitpunkt ausgeführten Bewegungen unterrichten. Solche oft freilich nur undeutlich zum Bewußtsein gelangenden Empfindungen greifen also überall in unsere Bewegungen ein, hier verstärkend und antreibend, hier hemmend und dämpfend, hier in dieser oder jener Weise modifizierend. Wir nennen dies die sensible Kontrolle der willkürlichen Bewegungen. Eine solche ist also immer erforderlich und findet namentlich bei den feiner koordinierten Bewegungen in großem Umfange statt. Auch die Bewegungen, die irgend einer musikalischen Funktion gelten, finden unter der beständigen Mitwirkung, dem beständigen Eingreifen von Empfindungen statt.

In engem Zusammenhange hiermit hat die Physiologie noch etwas weiteres gelehrt, was für manche Seiten musikalischer Betätigung von Interesse ist. Wir verdanken dem bekannten französischen Nervenarzt CHARCOT die Einsicht, daß die Menschen insofern verschieden sind, als die Beteiligung der einzelnen Sinne an ihrem Seelenleben eine ungleiche ist. Bei den einen spielt der Gesichtssinn, bei anderen der Gehörssinn, bei einer dritten Gruppe die Bewegungsempfindungen eine größere Rolle. Es macht sich dies ganz besonders in der ungleichen Art geltend, wie Namen und Zahlen eingeprägt und behalten werden. Bei manchen wird das Gedächtnis für solche an das Erinnerungsbild des Klanges der ausgesprochenen Benennungen geknüpft. Andere bedienen sich der Erinnerung an die sichtbaren Buchstaben oder

[1]) Vgl. hierüber meine Rede „Über Entstehung und Ordnung der menschlichen Bewegungen". Freiburg und Leipzig 1915.

Zahlensymbole; noch andere der Einprägung der für die Herstellung der letzteren erforderlichen Schreibbewegungen. CHARCOT hat daraufhin die Menschen geradezu in drei Klassen eingeteilt, die er visuel, auditif und moteur nennt. Obwohl es nun wohl nur Ausnahmsfälle sind, die als reine oder extreme Repräsentanten dieser Typen gelten können, so ist doch sicher, daß die hierdurch bezeichneten individuellen Unterschiede in den mannigfaltigsten Beziehungen von Bedeutung sind, so namentlich in der sensibeln Kontrolle der Bewegungen, aber auch hinsichtlich des Gedächtnisses. In der Methode des Auswendigspielens machen sich solche Differenzen sehr deutlich bemerkbar. Bei jedem allerdings werden die dem Gehörssinn angehörigen Erinnerungen die Hauptrolle spielen. Daneben aber werden die Eindrücke und Erinnerungen des Gesichtssinnes und der Bewegungsempfindungen in ungleichem Maße, bei dem einen ziemlich beträchtlich, bei manchen fast gar nicht beteiligt sein, was ohne Zweifel mit der allgemeinen Natur psychologischer Veranlagung, dem stärkeren Hervortreten hier dieses, dort jenes Sinnes zusammenhängt.

Überhaupt ist es von Interesse, der besonderen Art, in der diese sensible Kontrolle, dieses Zusammenwirken von Empfindungen und Bewegungen sich gestaltet, genauer nachzugehen. Ein besonders einfacher Fall, in dem wir die der Tonerzeugung dienenden Bewegungen nach dem jeweils Gehörten und nur nach diesem richten, wo also unsere Bewegungen nur akustisch kontrolliert werden, ist das Rein-Singen oder Spielen. Die Hervorbringung jedes Tones richtet sich in jedem Augenblick nach dem, was wir unmittelbar zuvor an teils von uns selbst, teils von anderen produzierten Tönen gehört haben. Wahrscheinlich müssen auch fast immer minimale Abweichungen ausgeglichen und verbessert werden. Man würde nicht, wenigstens nicht auf die Dauer, rein singen oder spielen können, wenn nicht in jedem Moment diese akustische Regulierung und Kontrolle stattfände.

Nicht minder bedeutungsvoll ist, daß die feinere Gestaltung des Vortrages, die ihn zu einem schönen, bedeutenden, kurz künstlerischen macht, auf Beziehungen der einzelnen Töne beruht, bei denen die des einzelnen Momentes sich den eben vorausgegangenen anpassen müssen. Niemandem schwebt von vornherein ein so deutliches und detailliertes Bild des zu Gehör zu bringenden musikalischen Gebildes vor, daß einfach dadurch die Tonerzeugung im voraus und in allen Einzelheiten bestimmt würde. Zum Teil bestimmt sich die zu wählende Tonerzeugung jedes Augenblickes durch das eben Gehörte, was von dem im voraus Vorgestellten immer in geringem Betrage abweichen, mindestens aber von ihm durch die volle sinnliche Bestimmtheit sich unterscheiden wird, die das lediglich Vorgestellte niemals besitzen kann. So erklärt es sich, daß beim technischen Studium, wenn es auf eine künstlerische Gestaltung des Vortrags gerichtet ist, das Hören fast ebenso stark beteiligt ist wie die technische Ausführung, das Ohr, wie man zu sagen pflegt, ebensoviel zu tun hat wie die Finger.

Noch einfacher tritt die akustische Kontrolle in die Erscheinung beim Begleiten und allgemein bei jeder Art des Ensemblespiels, überall also, wo an der Erzeugung einer Musik zwei oder mehr Personen beteiligt sind. Was die anderen an Tönen bringen werden, können wir ja niemals im voraus mit voller Genauigkeit wissen. So müssen wir uns denn jederzeit dem oder den anderen anpassen, ihre Absichten feinfühlig erraten, uns ihnen schmiegsam unterordnen oder auch wohl durch deutliche Geltendmachung einer abweichenden eigenen Absicht den oder die Partner in eine bestimmte von uns selbst gewünschte Bahn hinüberlenken. So besitzt denn überall, wo sich unser Spiel mit dem anderer zur Erzielung einer gemeinsamen Wirkung vereinigt, das Hören, und zwar in der Form einer akustischen Kontrolle, eine weitgehende Bedeutung. Es ist danach auch verständlich, daß hierbei eine besondere Seite der musikalischen Veranlagung, die Feinheit der Auffassung des Gehörten, die

Leichtigkeit und Schnelligkeit der Anpassung, besonders in Betracht kommt.

Während in den bisher erwähnten Fällen die akustische Kontrolle unserer Bewegungen vorzugsweise bemerkenswert in Erscheinung tritt, sind es andere Betätigungen, die in besonders deutlicher Weise die Abhängigkeit vom Gesehenen, die optische Kontrolle erkennen lassen. Diese ist immer beteiligt, wenn wir nach Noten, vor allem, wenn wir vom Blatt spielen. Es ist kaum erforderlich, noch besonders zu betonen, daß auch in diesem Falle die manuelle Geschicklichkeit, die musikalische Gestaltungskraft, die beim Phantasieren erwähnte Promptheit und Schlagfertigkeit in Betracht kommen. Auch muß darauf hingewiesen werden, daß die optischen Wahrnehmungen durch einen besonderen Umstand sehr wesentlich unterstützt werden können. Es wäre irrtümlich, wenn wir glauben wollten, daß es beim Vom-Blatt-Spielen, beim Partitur-Lesen ausschließlich auf die schnelle Auffassung und Erkennung des Gesehenen, auf eine Verwertung optischer Eindrücke ankäme. Sicher ist von weitgehender Bedeutung auch, inwieweit wir das musikalische Gebilde im voraus erraten können. Eine uns ganz fremdartige und ungewohnte Musik ist schwieriger vom Blatt zu spielen, als eine in geläufigen Formen sich bewegende. Im ersteren Falle muß jede einzelne Note wirklich gelesen werden; im letzteren tauchen die richtigen Noten von selbst in uns auf, sie sind uns durch einen Vorgang des Erratens, des vorgängigen Vermutens nahegebracht, der mit dem optischen Eindruck zusammenwirkt.

Immerhin versteht sich von selbst, daß beim Vom-Blatt-Spielen eine wesentlich optische Funktion von entscheidender Bedeutung ist. An die Schnelligkeit des Verständnisses und Überblicks optischer Bilder werden hohe Anforderungen gestellt. Es ist daher auch eine nach dieser Seite hin liegende Begabung, die hier gewaltig ins Gewicht fällt. — Ähnliches gilt beim Partitur-Lesen oder Partitur-Spielen. Umfaßt das Notenbild hier die Stimmen zahlreicher Instrumente und Singstimmen, so sind die Anforderungen an Auffassung und Übersicht des Gesehenen noch größer.

Ich wende mich zuletzt dazu, eine Tätigkeit zu besprechen, deren Bedingungen am meisten zusammengesetzt und verwickelt sind, die des Dirigenten. Auch hier muß natürlich an erster Stelle die Fähigkeit der musikalischen Gestaltung erwähnt werden, die dem Gebiet musikalischer Schöpfung und Erfindung angehört. Die Fähigkeit, ein Stück ebenso wie beim eigenen Vortrag in seinen Einzelheiten schön, bedeutend, fein zu gestalten, steht auch hier als Wichtigstes im Vordergrunde. Sie findet ein um so reicheres Feld der Entfaltung, wenn sie sich auf zahlreiche Instrumente, evtl. noch Singstimmen erstreckt. Auch die Anforderung an die Phantasie, namentlich aber an die Deutlichkeit und Bestimmtheit der Vorstellung ist um so größer.

Da hier der gewünschte Erfolg nicht durch eigenes Spiel, sondern durch die Leitung und Beeinflussung des Spieles von anderen geschieht, so ist es unerläßlich, daß der Dirigent von allem, was jene zu Gehör gebracht haben, fortdauernd Notiz nimmt; die akustische Kontrolle tritt in den Vordergrund und an die Genauigkeit und Vollständigkeit des Hörens werden beim Dirigenten die größten Anforderungen gestellt. Es ist noch das geringste, daß jeder falsche Ton bemerkt und daß erkannt wird, welches Instrument sich des Fehlers schuldig gemacht hat. Jede Abweichung von der dem Dirigenten vorschwebenden Ausführung soll bemerkt und korrigiert werden, und es soll ihm eben auch für jedes Instrument eine bestimmte Ausführung als die zu erstrebende vorschweben. So wird es seiner Beachtung nicht entgehen, wenn ein Instrument zu stark oder zu schwach spielt, aber auch (wir müssen uns hier schon der ästhetischen anstatt der physikalischen Bezeichnung bedienen) wenn eine Figur, die etwas zu bedeuten hat, geistlos und leer gebracht wird. — In bezug auf die Mitwirkung des Gesichtssinnes haben wir dem, was beim Partitur-Lesen erwähnt wurde, kaum etwas hinzuzufügen. Es versteht sich von selbst, daß auch hier Gewandtheit des Lesens und Schnelligkeit des Überblicks unentbehrlich sind. Als Ersatz oder Unterstützung des Lesens kommt das Erraten wohl auch in Betracht; doch spielt es eine größere Rolle wohl nur in den nicht häufigen Fällen, daß vom Blatt (prima vista) dirigiert wird. Weit mehr kann das Lesen an Bedeutung zurücktreten, wenn dem Dirigenten die Partitur schon bekannt ist. Die Ausschaltung der optischen Funktion wird eine vollständige, wenn auswendig dirigiert wird, eine Leistung, der wir bei einigen Musikern begegnen und die wir als Zeichen eines ganz besonders hervorragenden Gedächtnisses bewundern. Allgemein aber wird man sagen dürfen, daß der Anspruch an das Lesen um so mehr erleichtert wird, je besser das Gedächtnis ist.

Es bleibt uns übrig, von der motorischen Seite der uns beschäftigenden Tätigkeit zu reden, dem eigentlichen „Dirigieren“. Es ist hinlänglich bekannt, daß wir hier den allergrößten individuellen Unterschieden der einzelnen Dirigenten begegnen. Der eine leitet sein Orchester mit kleinen, wenig auffälligen Bewegungen, die fast ausschließlich die Hände und Arme betreffen. Bei anderen ist der ganze Körper in lebhaftester Bewegung. Auch ist die Art der Bewegungen nur in sehr beschränkter Weise durch bestimmte Vorschrift und Überlieferung festgelegt, die Art, wie der Takt angegeben, die Einsätze der einzelnen Instrumente angedeutet werden. Alles übrige ist der Willkür des einzelnen Dirigenten anheimgegeben. Zum großen Teil handelt es sich ohne Zweifel im physiologischen Sinne um Ausdrucksbewegungen, in denen das eigene musikalische Empfinden des Dirigenten unwillkürlich zur Erscheinung kommt, die aber die von ihm geleiteten Musiker doch wie eine Sprache zu verstehen lernen. Interessant und belehrend ist, was über die Dirigententätigkeit BEETHOVENS überliefert ist. „Das Diminuendo pflegte er dadurch zu markieren, daß er immer kleiner wurde und beim Pianissimo sozusagen unter das Taktierpult schlüpfte. Sowie die Tonmassen anschwollen, wuchs auch er wie aus einer Versenkung empor, und mit Eintritt der gesamten Instrumentalkraft wurde er, auf die Zehenspitzen sich erhebend, fast riesengroß und schien, mit beiden Armen wellenförmig rudernd, zu den Wolken hinaufschweben zu wollen. Alles war in regsamster Tätigkeit, kein organischer Teil müßig und der ganze Mensch einem Perpetuum mobile vergleichbar[1]).“ Auch unter den großen Dirigenten der Gegenwart verhalten sich viele in ähnlicher Weise. Als Beispiel des entgegengesetzten Extrems möchte ich RICHARD WAGNER nennen, dessen Dirigieren durch das Fehlen aller starken, heftigen und ausgiebigen Bewegungen auffiel. Sehr verschieden sind nun aber auch die beim Dirigieren erreichten Erfolge. Der mittelmäßige Dirigent gelangt nicht viel weiter als dahin, daß korrekt und im Takt gespielt wird, daß jeder Spieler im richtigen Zeitpunkt einsetzt, allenfalls die groben Wechsel zwischen Forte und Piano gemäß der Absicht des Komponisten gebracht werden. Der ausgezeichnete Dirigent bringt es dahin, daß er das Spiel der Instrumente bis in die feinsten Details beherrscht, daß er sein Orchester wie ein von ihm zu spielendes Instrument handhabt. Dazu gehört vor allem daß er die Stimmungen und Gefühle, die die Musik in ihm selbst erregt, auch in den Orchesterspielern hervorzubringen, auf sie zu übertragen versteht. Aber auch in allgemeinerem Sinne muß er zahlreiche Personen, die an Charakter und Temperament, an Bildung und sozialem Niveau verschieden sind, derart zu leiten und zu beeinflussen wissen, daß sie zur Erreichung eines einheitlichen Erfolges harmonisch zusammenwirken. Wie ihm das gelingt, soll hier im einzelnen nicht versucht werden zu beschreiben und auszumalen. Es genügt darauf hinzuweisen, daß hier Eigenschaften allgemein menschlicher Art ins Spiel kommen, die nicht mehr der musikalischen Begabung zuzurechnen sind, Takt und Energie, Hingebung und Ausdauer, die ganze Kunst, hier nachgiebig, dort unerbittlich fest zu sein usw. Wir sind daher hier, ganz ähn-

[1]) Nach IGNAZ V. SEYFRIED. Vgl. LUDWIG VAN BEETHOVEN. Berichte der Zeitgenossen usw. Inselverlag 1921. I. S. 42.

lich wie schon bei einer früheren Stelle (s. o. S. 127), an dem Punkte angelangt, wo unsere auf das Wesen der musikalischen Begabung gerichtete Aufgabe naturgemäß ihre Grenzen findet.

Den an einen Dirigenten zu stellenden Anforderungen wird wohl niemals in idealer Vollkommenheit entsprochen werden. Wer aber die Leistungen großer Meister am Dirigentenpult kennengelernt hat, wird doch bestätigen, daß sie in der Tat in der Vereinigung und dem Ineinandergreifen mannigfaltigen rezeptiven und aktiven Verhaltens unserer obigen Skizze entsprechen, und daß sie hier mehr, dort weniger, im ganzen aber in bewunderungswürdiger Weise dem höchsten Ideal sich annähern. Ein hübsches und sehr anschauliches Bild hat uns GESNER davon gegeben, wie BACH, selbst die Orgel spielend, zugleich Chor und Orchester geleitet hat.

„Das alles“, so schreibt er, „würdest Du für geringfügig halten, wenn Du BACH sehen könntest, wie er mit beiden Händen und allen Fingern das Klavier spielt oder das Instrument der Instrumente, dessen unzählige Pfeifen durch Bälge beseelt werden, wie er von hier aus mit beiden Händen, von dort her mit hurtigen Füßen über die Tasten eilt und allein eine Mehrheit von ganz verschiedenen, aber doch zueinander passenden Tonreihen hervorbringt, was tausend Flötenbläser nicht zustande brächten, nicht etwa nur eine Melodie singt ..., sondern auf alle zugleich achtet und von dreißig oder gar vierzig Musikern den einen durch einen Wink, den andern durch Treten des Taktes, den dritten mit drohendem Finger in Ordnung hält, jenem in hoher, diesem in tiefer, dem dritten in mittlerer Lage seinen Ton angibt, und daß er ganz allein im lautesten Getön der Zusammenwirkenden doch sofort bemerkt, wenn und wo etwas nicht stimmt, und alle zusammenhält und überall vorbeugt und, wenn es irgendwo schwankt, die Sicherheit wieder herstellt, wie der Rhythmus ihm in allen Gliedern sitzt, wie er alle Harmonien mit scharfem Ohr erfaßt und alle Stimmen mit dem geringen Umfange der eigenen Stimme allein hervorbringt[1])".

Von dem oben ins Auge gefaßten Dirigieren ist zwar die hier beschriebene Tätigkeit verschieden, insofern die Handhabung des Taktstockes wegfällt, das Spielen eines komplizierten Instrumentes aber als ein weiteres dazukommt, die Mittel also, durch die der leitende Musiker auf Sänger und Orchesterspieler einwirkt, zum Teil andere sind. In bezug auf die Psychologie des Musikers indessen stehen sich beide Fälle so nahe, daß wir von einer selbständigen Besprechung des letzteren absehen und das dort Berichtete mutatis mutandis auf die übliche Form des Dirigierens übertragen können.

Man sieht, daß wir bei der Betrachtung musikalischer Betätigungen auf ganz besonders interessante Fragen geführt werden, wenn wir das Ineinandergreifen von Empfindungen und Bewegungen ins Auge fassen. Vom physiologischen Standpunkt ist dabei zweierlei als allgemeines Ergebnis merkwürdig. In manchen Fällen erregt es unser Erstaunen, wie eine Mehrzahl derartiger Vorgänge unabhängig und ohne sich zu stören gleichzeitig nebeneinander sich abspielen können. Hiervon bietet uns die soeben geschilderte erstaunliche Leistung BACHS ein besonders frappierendes Beispiel. In geringerem Grade läßt sich in unzähligen Fällen das gleiche beobachten. Wir verfolgen unabhängig das einzelne Instrument, die einzelne Stimme; die Bewegungen, mittels deren wir selbst ein Instrument spielen, laufen nach ihren eigenen Gesetzen ab, ohne durch das gleichzeitig Gehörte verwirrt zu werden usw. — Das andere nicht minder Beachtenswerte ist, wie zwei oder mehr Vorgänge zur Erreichung eines bestimmten Erfolges zusammenwirken und sich so gleichsam zusammen addieren. Dies ist z. B. der Fall, wenn beim Auswendigspielen das eigentlich musikalische, d. h. das akustische Gedächtnis mit

---

1) In einer Anmerkung zu einer von GESNER herausgegebenen Schrift. Vgl. A. SCHWEITZER: J. S. BACH, S. 169.

dem in den Fingern und den Augen sitzenden, dem motorischen und dem optischen, zusammenarbeitet, oder wenn beim Notenlesen der Erfolg der optischen Wahrnehmungen durch das Erraten, eine der selbständigen musikalischen Erfindung verwandte und von einer ähnlichen Begabung abhängige Funktion unterstützt wird. Die beiden Tatsachen, die Unabhängigkeit und das Zusammenwirken physiologischer Vorgänge, bilden gewissermaßen einen Gegensatz. Die Physiologie des Zentralnervensystems sieht sich mit der Frage, wie diese beiden Merkmale seiner Funktionsweise sich vereinigen, vor eines ihrer dunkelsten Probleme gestellt. Hier würde es zu weit auf physiologisches Gebiet führen, wenn wir darauf spezieller eingehen wollten.

Überblickt man den Inhalt des vorstehenden Kapitels, so bekommt man von dem, was den Musiker auszeichnet und im weitesten Sinne der Veranlagung für Musik zugerechnet werden kann, doch ein Bild, das gegenüber unseren früheren Betrachtungen vervollständigt und etwas verschoben ist. Auch hier, indem wir von einzelnen besonderen Betätigungen ausgehen und deren Bedingungen oder die Befähigungen dazu prüfen, stoßen wir in erster Linie wieder auf die Veranlagungen, die uns bei unserer früheren Darstellung als die wichtigsten „Merkmale der Musikalität" entgegengetreten waren, vor allem die produktive Phantasie, das Gestaltungsvermögen, das Gedächtnis, die Stärke der Empfänglichkeit für musikalische Eindrücke. Daneben aber hatten wir uns mit seelischen Eigentümlichkeiten zu beschäftigen, die mit der Musik nur in lockerem Zusammenhang stehen, dafür aber von allgemeinerer psychologischer Bedeutung sind, und die wir daher bei unserer ersten, von der Musik ausgehenden Betrachtung nur anhangs- und andeutungsweise zu berühren hatten. Solcherart ist die Schnelligkeit der Auffassung und des Überblickes. So vervollständigen wir hier unsere Betrachtung in ähnlicher Weise, wie wir dies schon oben durch die Berücksichtigung seelischer Eigenschaften getan hatten, die nicht im strengen Sinne der musikalischen Anlage zuzurechnen sind, aber doch für die Art der musikalischen Betätigung von großer, oft entscheidender Bedeutung sind, heiteres oder düsteres, sanftes oder stürmisches Temperament usw. Diese verschiedenartig gerichteten Erwägungen waren notwendig, um uns ein zutreffendes Bild davon zu geben, welche unendliche Mannigfaltigkeit verschiedener Arten und Formen wir in dem Begriff „musikalisch" zusammenfassen. Sie geben uns aber zugleich ein Bild von der Fülle und Verschiedenartigkeit hervorragender Eigenschaften, die unsere größten Musiker ausgezeichnet haben.

GPSR Compliance

The European Union's (EU) General Product Safety Regulation (GPSR) is a set of rules that requires consumer products to be safe and our obligations to ensure this.

If you have any concerns about our products, you can contact us on ProductSafety@springernature.com

In case Publisher is established outside the EU, the EU authorized representative is:

Springer Nature Customer Service Center GmbH
Europaplatz 3
69115 Heidelberg, Germany

Batch number: 10844623

Printed by Printforce, the Netherlands